はじめての講義

リハビリテーション概論のいろは

編集　川手　信行

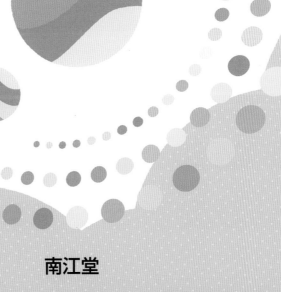

南江堂

執筆者一覧

編集者

川手信行　かわて　のぶゆき　昭和大学医学部リハビリテーション医学講座 教授

執筆者 (執筆順)

関　　勝　せき　まさる　神奈川県立保健福祉大学保健福祉学部 教授

川手信行　かわて　のぶゆき　昭和大学医学部リハビリテーション医学講座 教授

澤田　如　さわだ　ゆき　鈴鹿医療科学大学保健衛生学部 教授

佐藤　満　さとう　みつる　昭和大学保健医療学部 教授

平岡　崇　ひらおか　たかし　川崎医療福祉大学リハビリテーション学部 教授

序　文

　　みなさん，リハビリテーションの世界にようこそ．

　　これから，みなさんは医療従事者の一員として，障害のある人たちに寄り添って，その人たちを支え，その人たち1人ひとりの力となる仕事に就くべく勉強をはじめます．

　　誰でもなにをするにせよ，はじまりがあります．リハビリテーション概論は，まさにリハビリテーションのはじまりであり，入口でもあります．しかし，その入口でつまずくとそのさきにあるもっともっと楽しい，もっともっとおもしろい，そのさきの奥にあるものまでたどりつけないまま挫折してしまう…こんなことはよくあります．この本は，そういうことがないように，みなさん1人ひとりがリハビリテーション概論を理解して，リハビリテーションに興味をもって，さらにその奥のリハビリテーションの神髄にまで興味をもてるように導けるよう工夫しました．

　　本文中のエッセンスに登場する「いろはちゃん」と「リハひげ先生」が，みなさんをナビゲートしてくれます．「いろはちゃん」はみなさんと同級生です．一緒にこの本を読み進んで，楽しく学んでいってください．みなさんの知識を増やして，将来のみなさんの仕事に役立てるためにリハビリテーション概論の勉強をするのはもちろんですが，みなさんが学んだことは，みなさんの血となり，肉となって，きっとみなさんが，将来出会うまだみぬ患者さん1人ひとりのリハビリテーションに活かされるはずです．どうかみなさん，気負わずに，気軽に読んでいってください．息詰まったり，疲れてきたら，「いろはちゃん」と「リハひげ先生」のエッセンスでの会話やコラムに目を向けてみてください．練習問題もありますので，解いてみて，わからなかったらもう一度読み返してみてください．「いろはちゃん」と「リハひげ先生」と一緒に読み進むことで，知らない間にリハビリテーション概論が身につき，そしてもっと楽しく，もっともっとおもしろいリハビリテーションの神髄を見てみたくなるはずです．

　　そうなることを祈って，この本をみなさんに贈りたいと思います．

2022年1月

編者　記す

目　次

第7章　栄養とリハビリテーション　平岡　崇　**113**

コラム

エッセンスのキャラクター，一部のイラストはほうじティー様の原案です．

リハビリテーションってなに？

1-1. リハビリテーションの意味

1-1-1. 日常会話の中での「リハビリテーション」

　この本を読んでいるみなさんは，これからリハビリテーションの**専門職**になるための勉強をはじめるわけですが，まずは「**リハビリテーション**」という言葉について考えてみましょう．みなさんには養成校に進学することが決まったときにまわりの人から「合格おめでとう！　ところでリハビリテーションってどんなことをするの？」などと聞かれて，一言ではうまく答えられずちょっと困ってしまったなんてことはありませんか．かくいう私もリハビリテーション科の医師になりたてのときに，患者さんやそのご家族から尋ねられると同じように困っていました．これはその昔，「リハビリテーション」が外国から日本に入ってきたとき以来，訳語のないまま外来語として使われているからで，その真の意味が正確に理解されてこなかったのです*．けれども「リハビリテーション」という言葉を知らない人はおそらくいませんよね．多くの人が日常的に使っていて，ものすごくポピュラーな言葉だと思いませんか．

　たとえば骨折の手術をしたスポーツ選手にリハビリテーションスタッフが「やっとリハビリテーションができますね，がんばりましょう」などと声をかけるシーンは想像にむずかしくないと思います．でも考えてみると，リハビリテーションという言葉が出てくるのは医療分野だけではありません．先日，テレビで漫才をみていたときに，「ツッコミ」役から難問を投げかけられた「ボケ」役が意外にもすばやく正解すると，「ツッコミ」役が「おまえの頭，なんで賢くなったのかい．リハビリ*でもしてこい！」．そうすると「ボケ」役が舞台裏に行きお花が満載の帽子をかぶって出てきて「はあい，頭のリハビリをして，元のアホに戻りました！」という場面がありました．このように，リハビリテーションという言葉は医療から漫才まで幅広く使われています．これはなぜでしょうか．その答えは「**リハビリテーションの語源**」にあるのです．

中国においてリハビリテーションは「康復」，また韓国では「再活」と訳されてその意味を正しく伝えています．

日本リハビリテーション医学会では「リハビリ」と略した言葉は使用せず「リハビリテーション」と表記するとしています．これは，リハビリテーションという言葉のもつ意味を正しく広めるためです．

1-1-2.　リハビリテーションの語源

　英語の「**rehabilitation**」は「**re−：再び**」を意味する接頭辞と，ラテン語である「**habilitare：能力**」があわさってできたもので，「**再びその人の能力を有する**」とか「**再びその人に適応する**」という意味なのです．だから手術をしたスポーツ選手が競技復帰を目指す医療の場面でも，漫才で「ボケ」役が元のボケの頭に戻ったシーンでも，「リハビリテーション」が用いられたわけです（**エッセンス 1-1**）．なるほど 2 つとも"元に戻る"という点では同じですね．それにしても医学用語の中でリハビリテーションほど幅広く使われている言葉はありません．

エッセンス 1-1

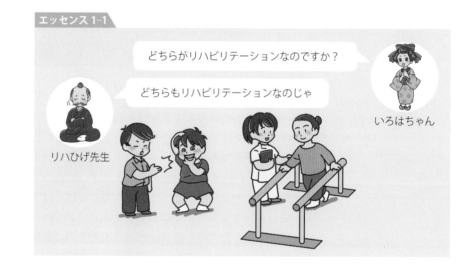

どちらがリハビリテーションなのですか？

どちらもリハビリテーションなのじゃ

いろはちゃん

リハひげ先生

1-1-3.　現代医療の中での「リハビリテーション」

　みなさんにもう 1 つ，これからずっと覚えていてほしいことがあります．それは「リハビリテーションの語源」が現代のリハビリテーション治療の場面で，2 つの方法として活かされていることです．ある高校でリハビリテーションをテーマに出張授業をしていたときのことです．脳梗塞による運動麻痺がある患者さんを例として，「**リハビリテーションの語源**」を踏まえて 2 つの治療方法を説明できるか質問しました．するとある生徒から「祖母が**脳卒中**になったのですが，まずリハビリテーションセンターの訓練で運動麻痺を治しました．でも完全には回復しなかったので自宅の改修や家族への介護指導をしていただき，家に帰ることができました．だから 1 つは祖母自身への治療で，もう 1 つは祖母のまわりの環境や人々への対応だと思います」という答えが返ってきました．まさにご名答です．彼女の回答どおり，「**再び能力を有する，再び適応する**」というリハビリテーションの語源が，リハビリテーションの治療において「**患者さん個人へのアプローチ**」と，「**患者さんを取り巻く環境や介護者へのアプローチ**」という，2 つの大切な面に応用されているのです（もちろん患者さんの希

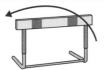
ハードルを乗り越える？

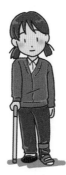

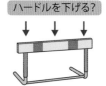
ハードルを下げる？

ハードル＝社会的障壁

ハードルを乗り越えるためには
① 身体の障害を改善する
② 健常側を向上する

ハードル＝社会的障壁

ハードルを下げるためには
③ 社会的障壁を解消
環境改善
人的援助の活用

図 1-1　リハビリテーションの 2 つのアプローチ
片麻痺患者さんに対するリハビリテーション治療の基本を示した．①，②が患者さん個人へのアプローチで，③が患者さんを取り巻く環境や介助者へのアプローチとなる．

望を踏まえることが大切です）（**図 1-1**，**エッセンス 1-2**）．このことをリハビリテーション治療の現場で困ったときにぜひ思い出してみてください．きっと役に立つでしょう．

　以上のようにリハビリテーションは過去から現在までその意味がまったく変わらずに，そしてなんらかの解決策をもっている大変ユニークな分野であるといえます．そしてただ単に疾病を治療するというだけでなく，患者さんの機能や活動の向上，そして患者さんを取り囲む社会の改善にまでおよぶ，より深くより広い意味があるのです．

エッセンス 1-2

リハビリテーションとは，病気やけがになる前に送っていた「その人らしい」生活にもう一度戻ることなのじゃ

その戻りかたはいろいろで，能力を磨いても，まわりの環境を整えても OK なのがポイントですね

練習問題

リハビリテーションの語源は次のうちどれでしょう．2 つ選びましょう．

①新しい能力を有する
②再び能力を有する
③再び適応する
④障害の状態に保つ
⑤違う人になる

解説 ②, ③
リハビリテーションの語源は,「その人がもっていた能力を再び有する」,「その人自身に再び適応する」です.

1-2. リハビリテーションの歴史

「歴史を学ぶ意義」はいろいろあります.「過去を知って現在に活かす」こともその1つですが, その意味でリハビリテーションの歴史には2つのポイントがあります. 1つはリハビリテーションという言葉がはじめて使われたのは医学の分野ではなかったこと, そしてもう1つは, そのあとも, ほかのいろいろな分野で使用されながらもその語源の意味する「再び能力を有する」という意味は貫かれてきたということです.

1-2-1. リハビリテーションの登場

歴史的にリハビリテーションを考える際には, **第二次世界大戦**を境に分けるとわかりやすいと思います. **図1-2**に「リハビリテーション」という言葉の使われかたの変遷をまとめました. 第二次世界大戦前の時代を考えるには,「**宗教**」,「**法律**」,「**軍事**」の3つがキーワードです. リハビリテーションが世の中に広まったきっかけは, **中世ヨーロッパ**時代の宗教にさかのぼります（医学ではなくて驚きですね）. 当時のヨーロッパでは, 宗教はキリスト教が中心であり, キリスト教を破門になった人が再びその名誉と地位を回復した場合に「リハビリテーション」が用いられたのです. **百年戦争**末期にフランスを救った**ジャンヌ・ダルク**は, 敵国であったイギリスによって「宗教的異端」とされ火刑に処せられたのですが, のちに「聖女」として名誉回復したときに「リハビリテーション」という言葉が使われたのはとても有名です（1456年）. ここで確認しておきましょう. リハビリテーションという言葉の使用は医学ではなく宗教が最初であること, そしてこの破門→名誉回復という流れはリハビリテーションの語源である「再び能力を有する, 再び適応する」にピッタリ一致するのです. そのあと, リハビリテーションは**宗教用語**にとどまらず, **法律用語**としても使われていくことになります.

近世ヨーロッパにおいて冤罪が明らかになり名誉が回復した場合や, さらに

リハビリテーション（rehabilitation）の語源
「re-（再び）」+「habilitare（能力）」=rehabilitation（〜に再び適応する）
歴史的変遷
　①宗教（破門→名誉回復）
　②法律（冤罪や更生）
　③軍事（戦傷者の社会復帰）⇒医学用語へ
第二次世界大戦後
　1960年代〜　自立生活（IL）運動：障がい者が自ら意思決定すること
　　　　　　　ノーマライゼーション（障がい者も健常者と同じ生活を送る権利があること）
　1981年　　　国際障害者年「完全参加と平等」
　⇒現代用語へ

図1-2 「リハビリテーション」の語源と使われかたの歴史

20世紀には罪人が更生して社会復帰した場合に「リハビリテーション」が使われます．このように宗教から法律へと使われる分野が広がっていくのですが，リハビリテーションという言葉の意味は一貫して「再び能力を有する，再び適応する」という同じ意味で用いられていたのです．

1-2-2. 医学におけるリハビリテーション

そして戦時中にリハビリテーションがはじめて医療の分野に登場しました．**第一次世界大戦**時代のアメリカでは，軍人や民間人などの戦傷者に対する身体・精神機能の治療回復や生活・職業復帰をリハビリテーションと呼ぶようになりました．リハビリテーションが医学の分野で使用されるターニングポイントは戦争であったわけですが，やはり語源である「再び能力を有する，再び適応する」は宗教や法律のときと変わらずに引き継がれたのです．

1-2-3. 自立生活（IL）運動とリハビリテーション

さて，第二次世界大戦後にリハビリテーションは，軍事・医学用語だけで終わらずに，もっと広い世界へと飛び込んで現代用語となっていきます．キーワードは「**自立生活** independent living（**IL**）**運動**」，「**ノーマライゼーション**」，「**完全参加と平等**」の3つです．順を追ってみていきましょう．

第二次世界大戦後のアメリカでは「**自立生活（IL）運動**」（1962年）が発展していきます．IL運動は，簡単にいえば「自分の生活は自分で意思決定（decision making）して行う」という社会思想運動です．IL運動が社会的弱者，とくに障がい者の**自立運動**であったことから，その理念がリハビリテーションにも取り入れられていきます．こうしてリハビリテーションは軍事・医学用語から社会的な理念となっていったのです．そしてこのときもリハビリテーションの意味は「その人が再び能力を有して，適応する」であり，以前とまったく同様に変わらなかったのです．

1-2-4. ノーマライゼーションとリハビリテーション

近年，世界でさかんに唱えられている「**ノーマライゼーション**」という言葉を聞いたことはありますか？　これは1960年代に北欧諸国で生まれた概念で，デンマークの**ミケルセン** Mikkelsem がその概念を提唱し，スウェーデンの**ニーリエ** Nirje によって定義され広められました．ノーマライゼーションは一般的に次のように定義されます．"障がい者と健常者とは，お互いが区別されることなく，社会生活をともにするのが正常なことであり，本来の望ましい姿であるとする考えかた．またそれに向けた運動や施策なども含まれる"．そして，興味深いことに，ノーマライゼーションの理念の影響を受けながら「再び能力を有する，再び適応する」ことであるリハビリテーションが障がい者の生活場面を「ノーマライズ」する重要な手段となったのです．

1-2-5. 「完全参加と平等」とリハビリテーション

さらにノーマライゼーションと通じるものに，1981年の国際障害者年のス

表 1-1　国際障害者年の目標（1981 年）

完全参加と平等
1. 障害者の社会への身体的及び精神的適応を援助する.
2. 障害者に対して適切な援助，訓練，保護及び指導を行ない，適当な雇用の機会を提供し，障害者の社会における十分な統合を保証するために，あらゆる国内的及び国際的な努力を促す.
3. 障害者が公共の建物及び交通システムを利用しやすいよう改善することをはじめ，障害者の日常生活における実際的な参加を容易にするための研究・調査プロジェクトの実施を奨励する.
4. 障害者が経済的，社会的及び政治的活動に参加し，貢献する権利をもつことを国民に知らせ，理解させる.
5. 障害の予防と障害者のリハビリテーションのための効果的な対策を助長する.

ローガンである「**完全参加と平等**」があります（**表 1-1**）．障がい者が誰しも平等にその生活だけでなく社会的・経済的・政治的活動にも参加するために，「再び能力を有する，再び適応する」という理念をもつ「リハビリテーション」が国際的に推進され，世界の国々がその実現に向けてさまざまな取り組みを行っています.

　こうして「**リハビリテーション**」はその根本的な意味を過去から現在にいたるまで少しも変えずに，誰でも知っているけれど，広く深い概念をもつ現代用語となったのです．「リハビリテーション」が「全人的復権」・「**全人的アプローチ**」といわれる理由はこのような歴史的経緯にあるのです．みなさんも今一度「リハビリテーション」という言葉の歴史的意義を心の中に刻み込んでください（**エッセンス 1-3**）.

エッセンス 1-3

リハビリテーションという言葉が宗教→法律→軍事の順で使われて医学に導かれたのは意外じゃのう

戦後は，IL 運動，ノーマライゼーション，「完全参加と平等」を通じて現代用語になったわけですよね，しかもリハビリテーションの意味は変わらずに！

練習問題

1. リハビリテーションが用語としてはじめて使われたのは次のうちどれでしょう.
①宗教
②法律
③軍事
④医学
⑤福祉

解説　①
　宗教における破門→名誉回復の際にリハビリテーションが用いられました．その語源である「再び能力を有する，再び適応する」に一致したことが重要です.

2. リハビリテーションが医学用語になった直接の原因は次のうちどれでしょう.

①ジャンヌ・ダルクの名誉回復
②第一次世界大戦時の戦傷者の社会復帰
③第二次世界大戦後の自立生活（IL）運動
④ニーリエによるノーマライゼーション
⑤国際障害者年のスローガンである「完全参加と平等」

解説　②

　　リハビリテーションが医学用語として用いられたのは，第一次世界大戦時の戦傷者の社会復帰に対してでした．すなわち「軍事」がそのきっかけです．ジャンヌ・ダルクの名誉回復の際は宗教用語として使用され，また「自立生活（IL）運動」，「ノーマライゼーション」，「完全参加と平等」はリハビリテーションの現代用語へのプロセスとして，いずれも重要です.

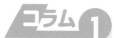

アメリカ・ヨーロッパ・日本における　コラム1
リハビリテーションの歴史

　　アメリカのリハビリテーションのルーツはある意味で放射線医学なのです．19世紀末のX線の発見により華やいだ放射線医学と，当時は低周波や温熱などの物理療法が中心であったリハビリテーションが，学会誌などで一緒になったのでした．その理由は，あくまでも私の想像ですが，X線も物理療法も目には見えないけれど効果がある点で，合理的なアメリカ人は一緒に考えたのかもしれません．そのあと，20世紀にいたって，クルーセン Krusen がリハビリテーションの学術体系を確立し，ラスク Rusk がリハビリテーションの臨床体系を軍医として確立して，rehabilitation medicine（リハビリテーション医学）となりました.

　　一方，ヨーロッパでは，早くも紀元前5世紀に古代ギリシアのヒポクラテス Hippocrates が肥満や糖尿病などに対する運動療法を提唱し，さらに紀元前2世紀にガレノス Galenus が運動強度を定めています．そのあとは長らくさまざまな物理療法的なアプローチが続きましたが，戦後は福祉の面での発展を経て EU 設立の流れの中でアメリカ的リハビリテーションが輸入されました.

　　日本では，薬師と呼ばれるお寺の和尚さんが東洋医学をもとに鍼灸をしたり，薬を煎じたり，温泉を勧めたりしていました．もしかしたらこれが日本でのリハビリテーションのルーツかもしれません．第二次世界大戦前からリハビリテーションに近い概念は存在し，1921年に高木憲次（のりつぐ）がはじめた障がい児に対する療育（治療と教育を同時に行うこと）が日本のリハビリテーションの源泉とされています．さらに戦争によりドイツ医学やアメリカ医学など世界から多彩な影響を受け，1996年には「リハビリテーション科」が病院の標榜診療科として認められました.

1-3. リハビリテーションの定義

　はじめにみなさんにお願いです.「**用語に対する定義**」を自分の言葉で正確に表現できることに勝るものはありません．みなさんの今後の学習において，常に定義を意識するように心がけてください.

　第一次世界大戦時に医療の中に入ってきた「リハビリテーション」は，第二次世界大戦後に急速に拡大してゆきます．これは医学の進歩によって，たとえば急性感染症などの治療が可能になった一方で，新たな疾患の発見や，高齢化に伴う疾患にもとづく後遺障害が増加したからです（また障がい者に対して，文化・社会の多様性にもとづいて医学以外の分野で解決を図る必要性も影響しています）．後遺障害に対するアプローチを整える意味でも「リハビリテーション」を定義する必要性が出てきました．

　世界でもっともよく知られているスタンダードなリハビリテーションの定義は，今からおよそ80年前のニューヨークで開催された全米リハビリテーション評議会によるものです．"リハビリテーションとは障害を受けた人を，彼のなし得る最大の**身体的，精神的，社会的，職業的，経済的**な能力を有するまでに回復させることである．"つまり，リハビリテーションとは，障がい者の**生活の質**quality of life（QOL）（2章2-2-1 c参照）を最大限に高め，社会参加を達成するために障害を治療すると同時に，障がい者があらゆる環境に適応できるようにセッティングすることです．この定義，理念にもとづいて実際に障がい者に適用するには多くの手段が必要で，総合リハビリテーションとして，①**医学的リハビリテーション**，②**社会的リハビリテーション**，③**職業的リハビリテーション**，④**教育的リハビリテーション**，に大別できます（**図1-3**）．

　この定義において大切なことは，障がい者が身体面の回復のみならず，生活を自立するうえで必要なあらゆる能力を最大限に獲得することにあります．たとえ動けるようになっても，精神や認知，社会参加が障害されたままでは，介助が必要だからです．そしてさらに時代とともにリハビリテーションの定義は進化して，「**障がい者だけでなくその可能性がある人を対象に，最適の生活レベ**

①医学的リハビリテーション	②社会的リハビリテーション
医師，理学療法士，作業療法士，言語聴覚士などのリハビリテーション専門職によって障害に対する機能回復訓練などを行う．	障がい者が社会の中で生活し参加できるように援助などを行う．
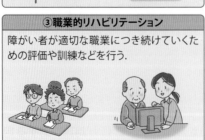	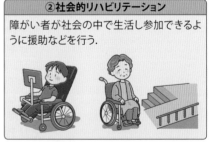
③職業的リハビリテーション	④教育的リハビリテーション
障がい者が適切な職業につき続けていくための評価や訓練などを行う．	障がい児に対して，日常生活活動や学校教育などを行う．
	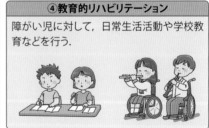

図1-3　4つのリハビリテーション
4つの分野はそれぞれが連携して同じ目的に向かって働く．

表 1-2　リハビリテーションの定義

"リハビリテーションとは障害を受けた人を，彼のなし得る最大の身体的，精神的，社会的，職業的，経済的な能力を有するまでに回復させることである"	
障害をもつ人とその可能性のある人に	←リハビリテーションの対象
身体的，精神的，社会的，職業的，経済的に	←リハビリテーションの範囲
最適な生活レベルに到達するように	←リハビリテーションの目的
個人と環境に提供する	←リハビリテーションの内容

ルに達するように，技術と方法を個人と取り巻く環境に提供する」ともいえるでしょう（**表 1-2，エッセンス 1-4**）．

エッセンス 1-4

身体のみならず，精神，社会などのあらゆる面において回復させるのがリハビリテーションの定義ということじゃ

そしてリハビリテーションには，医学的・社会的・職業的・教育的の 4 つの分野があるのですね

練習問題

リハビリテーションの定義で正しいのは次のうちどれでしょう．

①身体面のみを重視して回復する
②精神面のみを重視して回復する
③社会面のみを重視して回復する
④職業・経済面のみを重視して回復する
⑤身体・精神・社会・職業・経済のすべての面を回復する

解説　⑤
　リハビリテーションの定義は，障がい者が可能な限り最大の，身体・精神・社会・職業・経済における能力を有するまでに回復させることです．

1-4. リハビリテーション医学

　かつてリハビリテーション医学は，救急医学や内科，外科などに続く「**第3の医学**」とされていました．でも，治療が終了してから後遺障害に対応するのでは遅いですよね．それに，患者さんは心身が不自由になって，今後の生活に不安を感じているのではないでしょうか．

　今ではリハビリテーション医学は急性期から慢性期にいたるまでの治療の中に存在し，救急病院から在宅にいたるまで幅広く行われています．「**疾病や外傷により引き起こされた（麻痺や失語などの）障害に対して，生活の面から治療を行う医学**」という，内科学や外科学とは一味も二味も違う独自の側面をもっ

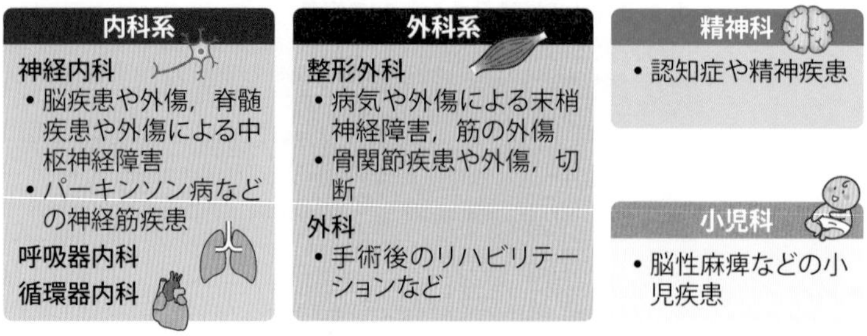

内科系	外科系	精神科
神経内科 • 脳疾患や外傷，脊髄疾患や外傷による中枢神経障害 • パーキンソン病などの神経筋疾患 **呼吸器内科** **循環器内科**	**整形外科** • 病気や外傷による末梢神経障害，筋の外傷 • 骨関節疾患や外傷，切断 **外科** • 手術後のリハビリテーションなど	• 認知症や精神疾患

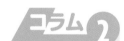

		小児科
		• 脳性麻痺などの小児疾患

図1-4　リハビリテーション医学の対象
そのほかすべての診療科や外傷にかかわる．同じ疾患でも患者さんによっては
診療科が異なったり，疾患によっては複数の診療科の対象となる．

ています．したがって，リハビリテーション医学の対象も臨床医学（病院の診療科のことです）の分野全般に，すなわち内科系や外科系，精神科や小児科までを含めた広い範囲をカバーするのです（**図1-4**）．

> ## リハビリテーション医学とほかの科目とのつながり　コラム2
>
> 　たとえば生活の中でいろいろな動作を起こすには，「そうしたい」という意思や感情がないとできませんし，同時にコミュニケーション能力や知的機能も重要です．また動作の命令が脳脊髄の中枢神経から末梢神経，そして筋へと伝わる必要があります．筋がその力を発揮するためにはエネルギーがなければいけませんし，関節も円滑に動くことが大切です（4章4-2参照）．このように1つの動作をとってもすべての臨床医学がかかわっていますし，解剖学・生理学・病理学・運動学・心理学などの基礎医学や理学療法学・作業療法学・言語聴覚療法学・義肢装具学・リハビリテーション工学，さらには社会福祉学や看護学なども含めてリハビリテーション医学と密接に関連しているのです．ですからリハビリテーション専門職はこれらすべてを学ぶ必要があります．範囲が広く大変ですが，ぜひがんばって勉強してください．

　では，こうして新しい治療医学の1つとして認められたリハビリテーション医学は，どのようにして医療の中に溶け込んでいったのでしょうか．1つには医療への考えかたが時代の流れとともに変化して，**cure（治癒）** から **care（自立と介護）** にシフトしたからです．もう1つ重要なポイントは，リハビリテーション医学の研究と進歩により「リハビリテーションは**障害の回復を促進する**」ことが科学的に証明されて，医療における適応範囲が拡大したことです．こうして病院ではすべての診療科からリハビリテーション科への診療依頼が出されるようになり，リハビリテーション医学は標準的な医療の1つとなりました．そしてリハビリテーション医学は現在，「障害」だけでなく「健康」全体を捉えて4つの時期，①**予防**，②**急性期**，③**回復期**，④**生活期（維持期）** で行われ（図1-5），先述したように「**個人のもつ障害に対するアプローチ**」と「**障害をもつ個人を取り巻く環境や人々に対するアプローチ**」の2つの解決法を有する医療

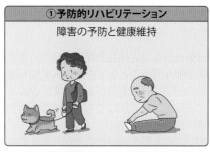
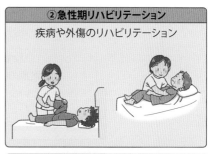
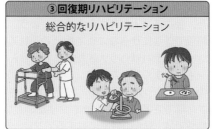
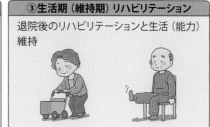

①予防的リハビリテーション	②急性期リハビリテーション
障害の予防と健康維持	疾病や外傷のリハビリテーション

③回復期リハビリテーション	③生活期（維持期）リハビリテーション
総合的なリハビリテーション	退院後のリハビリテーションと生活（能力）維持

図1-5　リハビリテーションの4つの時期

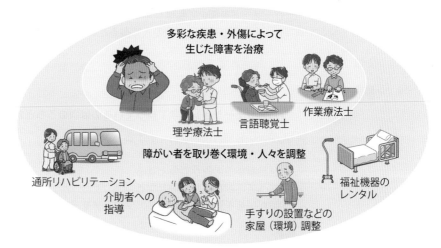

多彩な疾患・外傷によって
生じた障害を治療

理学療法士　言語聴覚士　作業療法士

障がい者を取り巻く環境・人々を調整

通所リハビリテーション
介助者への指導
手すりの設置などの家屋（環境）調整
福祉機器のレンタル

図1-6　リハビリテーション医学のアプローチは2つの顔をもつ

として確立されています（**図1-6**，**エッセンス1-5**）．

エッセンス1-5

病気やけがにより起こった障害を治すのがリハビリテーション医学なのじゃ

そしてリハビリテーション医学は患者さんの障害と取り巻く環境の2つにアプローチするのですね

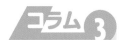

リハビリテーションにおける2つのアプローチをめぐって　コラム3

　リハビリテーションには社会復帰を目的として，疾病への治療と，また治療の結果障害が残ったとしてもその人を取り巻く環境や人々を調整するという2つのアプローチ方法があります．この2つのアプローチをもったリハビリテーションは「決してあきらめない医学」です．これはすばらしいことです．

　その一方でこんな話を聞いたことがあります．あるリハビリテーション病院を同時期に退院して施設に入所した，同じ障害をもつ2人の患者さんがいました．仮にAさん，Bさんとしましょう．施設での生活に対してAさんは「施設ではなにからなにまで助けてくれて楽ちんだよ．病院のリハビリテーションはそれはもう大変だった」，Bさんは「せっかく病院のリハビリテーションでよくなったのに，施設では全部やってくれるから私の出番がないのよ」といったそうです．おそらくAさんは生活を手助けしてほしく，Bさんはできることは自分でやりたいという考えをもつ人なのでしょう．病院では「個人の障害に対するアプローチ」を，また施設では「環境設定や介助のアプローチ」を中心に行った結果，このようなコメントになったのだと思います（もちろん病院，施設におけるそれぞれの状況［たとえば患者さんの障害の状態やリスク管理など］もあります）．このエピソードを聞いて私はリハビリテーションの2つのアプローチの主人公はあくまでも障がい者その人であるということを忘れてはならないと肝に銘じました．

練習問題

リハビリテーション医学で誤っているのは次のうちどれでしょう.

①障がい者個人にアプローチする
②障害を治療する
③運動器疾患のみが対象となる
④すべての診療科が対象となる
⑤障がい者を取り巻く環境にアプローチする

解説　③

　リハビリテーション医学は，疾病や外傷により生じた障害を，その障害の治療と，障がい者を取り巻く環境や人々の調整という2つのアプローチ方法をもっているのが特徴です．

1-5. リハビリテーション医学の新しい試み

　多くの分野でリハビリテーション医学の新しい試みが展開されています．ここではその最先端を走っている**再生医療**と**ロボット**を取り上げます．

1-5-1. リハビリテーションと再生医療

　再生医療とは「**失われた機能の再生のために細胞や組織を移植する医療**」をいい，毎日のようにメディアで報じられています．いくつもの基礎研究や臨床

表 1–3　リハビリテーションに関連する再生医療の例

骨髄由来の間葉系幹細胞（MSC）	脳卒中や脊髄損傷などの重度麻痺に適用される．静脈内投与とリハビリテーションの併用によって麻痺の回復や動作改善が認められている
ヒト人工多能性幹細胞（iPS 細胞）	パーキンソン病や脊髄損傷などに対して iPS 細胞を用いる治療法が開発されている

　研究が進んでいますが，リハビリテーション医学と密接に関連するものに骨髄由来の**間葉系幹細胞** mesenchymal stem cell（MSC），**ヒト人工多能性幹細胞** induced pluripotent stem cells（**iPS 細胞**）などがあります（**表 1–3**）.

　いずれの方法も，再生医療の効果を最大限に大きくし，生活における実際のパフォーマンスへ連結させるためにもリハビリテーション医学との連携が必要不可欠であるといえます.

1-5-2.　リハビリテーションとロボット

　みなさんはロボットと聞くとどんなものを想像するでしょうか．ロボットは**「センサー，知能・制御，駆動の 3 つをもつ，知能化した機械のシステム」**と定義されます．その役割は**「生産現場における人の作業の代替」**，**「危険な環境下の作業代行」**，**「日常生活支援」**の 3 つに分けられています.

　リハビリテーション医学におけるロボットの役割は，生活や介護の支援，運動動作や機能訓練のアシストなどがありますが（6 章参照），「障害された運動機能を向上させて動作を改善する点」が重要です．たとえば歩行支援ロボットなどがあります（**図 1–7**）.ロボットが多くの入力情報をいかに高い精度で解析し，有効な出力を実現していくかが開発上の課題です．最近では実際のリハビリテーションに，HAL® 医療用下肢タイプ（サイバーダイン株式会社）（下肢関節動作支援による歩行改善），ウェルウォーク（トヨタ自動車株式会社）（脳血管障害による歩行改善），上肢用ロボット型運動訓練装置 ReoGo®-J（帝人ファーマ株式会社）（脳血管障害による上肢機能改善）が臨床応用されており，いずれも運動機能の向上が確認されています（**エッセンス 1–6**）.

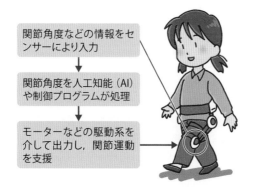

関節角度などの情報をセンサーにより入力

関節角度を人工知能（AI）や制御プログラムが処理

モーターなどの駆動系を介して出力し，関節運動を支援

図 1–7　歩行支援ロボットのしくみ（例）

エッセンス 1-6

再生医学とリハビリテーション医学のコラボレーションで従来では不可能と思われていた脳卒中や脊髄損傷の運動麻痺が回復する可能性が出てきたのじゃ！すごいことじゃのう

リハビリテーション医学で使用するロボットはAIを駆使して運動機能を向上させるものもあるのですね

練習問題

再生医療・ロボットとリハビリテーションの関係で誤っているのは次のうちどれでしょう.

①間葉系幹細胞やiPS細胞による運動機能の改善がある
②対象に脳血管障害や脊髄損傷がある
③再生医療が十分であれば，リハビリテーションは不要である
④リハビリテーション医学におけるロボットの役割は運動機能向上にある
⑤HAL® 医療用下肢タイプは歩行を改善する

解説　③
　　　再生医療の有効性を拡大するだけでなく，実際の生活パフォーマンスに結び付けるためにリハビリテーション医学とのコラボレーションは欠かせません.

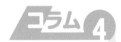

エイジングライフって？

　日本は今，今まで経験したことのない超高齢社会を迎えています．価値観，人生観はさまざまですが，リハビリテーション科医としていろいろな人々に接してきた中で感じるのは，パーソナルな価値観を追求して，長い人生を自分らしく有意義に過ごすライフスタイルの重要性です．これを「エイジングライフ」と呼び，年齢を重ねることを「老い」ではなく「成長」と捉えています．「生涯現役」といわれるこの時代では，自分をデザインし続けて，そのたびに新しくなった自分をみつめて未来に進むことが大切だと考えています．このとき「心・身体の動き」を視野に入れたアプローチは不可欠であり，それを専門とする「リハビリテーション医学」における新しい展開が，健康かつ長寿でいられるカギを握るのではないでしょうか.

　「エイジングライフ」のポイントは「楽しく暮らす＝身も心も動く」です．とくに「食べて話して笑って」は毎日行うことで自然にトレーニングされていくものですし，好きで取り組む家事や仕事は，心身を磨いて知を与え，賢く楽しく「動いていける」原動力になるものです．すなわち加齢への有効な解決策は，毎日の生活をとおして，「気ままに，無理せず，意欲をもって楽しく動くこと」にあるのではないでしょうか.

リハビリテーションはなぜ必要か

2-1. 障害と障がい者の歴史

　障害と障がい者の歴史に触れるとき，みなさんに記憶にとどめてほしいことがあります．それは，誰でも（高齢者のみならず小児から成人にいたるまで全世代にわたって，もちろん若いスポーツ選手も），疾患や外傷による後遺障害のために障がい者になる可能性があるということです．

　さて，ここまで私が「**障害者**」を「**障がい者**」と表現してきたことに気づきましたか？　私がリハビリテーション科医になりたての頃，交通事故による外傷性脊髄損傷の若い女性の患者さんにいわれた言葉があります．「先生，車の運転は十分に気をつけてね，いつ私みたいになるかわからないから．脊髄損傷になってわかったのだけど，障害者っていうと害されている者って感じがしてとてもいやだな」．このときから私は「もし自分が障害をもったとしても，そしてこの患者さんも，安心して生活できる社会になってほしい」と深く考えるようになり，それからは「者」の前の「害」をひらがなにするようにしたのです．その意味では「患者」も同じです．麻痺や失語などの「障害」は「者」がつかないのでそのまま私は用いております．

2-1-1. 古代

　人類の歴史のはじまりである**古代**においても障害と障がい者の記述があります．たとえば子供の頃に身体障害を負い自分の歯を使って物をもっていたネアンデルタール人の成人男性の人骨が発掘されていますし，**先史時代**から身体障がい者が社会の一員として生活していたという報告があります．一方で，頭部，体幹に重傷を負って上肢が萎縮し失明したネアンデルタール人が**ザグロス山脈シャニダール洞窟**で発見されています（**ラルフ・ソレッキ**, 1950）．この時代においても人々がそうした障がい者にいろいろなケアをしていたと推測されています．

　また紀元前20世紀頃のエジプトのミイラに装着された義肢や，下肢の麻痺を負った男性が杖を使用する古代エジプトの柱像（**図2-1**）など，障がい者への治療アプローチ（リハビリテーション）も存在していたのです．

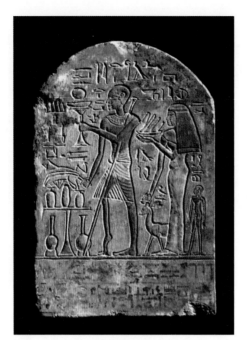

図 2-1　Representation of a Polio victim
下肢の麻痺を負い，杖を使用するポリオの青年．
[1403–1365 BC, Source DGK, Author Deutsches
Grünes Kreuz. Felix Quast Web master www.dgk.
de-Fixi 15：49, 9. Jan 2006（CET）]

　そのあと，**古代バビロニア**（現在のイラク）では先天障がい児が出生した際に，それをこの児が属するコミュニティの未来預言に利用したり，旧約聖書では障がい者に対立するような数々の記述がみられます．また新約聖書では障害をもったのは本人や家族が罪を犯したためとされ，**イエス・キリスト**にとって障がい者は神の力を示すものでした．他方で障がい者に対する富者の金銭的支援や，**スパルタ人**が障がい者を指導者に選んだ史実があるかと思えば，古代の中国やローマでは障がい者を道化師のように扱っていたりと，障害と障がい者に対する考えかたはさまざまでした．なお日本の**縄文時代**では，健常者に比べて障がい者のほうが長寿であったことからも差別はなかったようです．

2-1-2. 中世

　リハビリテーションという言葉がはじめて使われたのは宗教の分野であり（1章1-2参照），**中世**においてヨーロッパでは多くの障害が悪霊によるものとおそれられ，障がい者（とくに**精神障害**）に対して悪魔狩りや魔女狩りが行われました．しかし他方で，医学において精神障害の原因は自然現象の中にあるとされるなど，ほかにもいろいろな立場の人々が障がい者をサポートしていたといいます．この時代でも，「**障害は悪魔のしわざ**」とする考えと「**障害は自然現象によるもの**」とする考えが混在していたのです．

　一方日本では，8世紀のさまざまな律令によって障がい者は支援の対象と

なっていましたが，一概に望ましい対応とはいえなかったようです．そのあと大陸から入ってきた仏教の影響もあり，障害は「因縁」＊だとして社会から障がい者を隠す習慣が生じました．

●**因縁**
ものごとはすべて，その起源（因）と，その結果（縁）とによって定められているとする考えかた．もとは仏教の用語ですが，「わるいことをしたから障がい者になったんだ」という誤った考えにつながってしまったのです．

2-1-3. 近世

　近世ヨーロッパの絵画をみるとまだ中世の考えかたが残っていますが，一方では障がい者に対する新しい視点も生まれてきました．とくに15世紀頃のイタリアでは**人文主義**の台頭による解剖学や生理学の発展と，障がい者への宗教的運動により，障害を悪霊や悪魔のしわざとする観念は消えていきました．

　そして科学の正当性が社会に認められると，16世紀にフランス王室外科医であった**アンブロワーズ・パレ** Ambroise Paré（1510〜1590）が，多くの切断の治療に際して，**図2-2**のような実用的な**義肢**を開発したことはとても有名です．

　こうした動きに続き，17世紀後半から18世紀にかけての啓蒙時代には障がい者のケアにも配慮が進んで，精神病院や施設が建てられ，18世紀には**盲ろう児**の寄宿学校，さらに19世紀には**肢体不自由児**のはじめての学校や知的障がい者施設も増加していきました．

　日本では遅れて似たような道をたどり，19世紀後半に**ろう児**や**知的障害**に対する施設教育が開始され，20世紀になると**肢体不自由児教育施設**が創設されました．

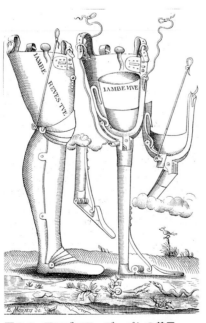

図2-2　アンブロワーズ・パレの義足
フランスの外科医，外科学の創設者といわれる．著書「大外科学全集」に義肢装具などの人体補填具を記述した．図は戦傷による切断のための義足．
［提供：Science Photo Library／アフロ］

　しかし19世紀後半の世界的な経済不況以降，アメリカでは障がい者施設を入所者の奴隷的な労働活用の場へと方針を転換しました．また19世紀後半から20世紀前半にかけてヨーロッパやアメリカでは知的障がい者は社会的逸脱者であり脅威とみなされました．優生学にもとづく**メンデルの法則**にしたがって，障害は遺伝し，人間という種の崩壊に連鎖するとされ，**社会ダーウィニズム**（自然淘汰と適者生存というダーウィンによる進化論の理論を社会現象に応用するもの）が勢力を得てしまいます．

　一方で20世紀前半には，戦傷による障がい者の発生を防止する目的を含めて，ヨーロッパやアメリカで設立された赤十字が身体障がい者施設での治療プログラムを試みています．それが先述した第一次世界大戦の戦傷者に対するリハビリテーションの開始につながって，そのあとは障がい者の社会的統合に向けてリハビリテーションが展開していったのです．

　いかがでしょうか．この項の最初に記した障害と障がい者の歴史を考える意義をよく理解できましたか（**エッセンス2–1**）．

エッセンス2–1

障害は誰にでも，そしていつでも起こり得ることじゃ．他人事ではないのじゃ

障害をもっているからといって差別されたり，迫害されることなく，誰でも，どんなときでも安心して生活できる社会が大切ですね

練習問題

障がい者にリハビリテーションの考えかたが用いられたのは次のうちどれでしょう．

①シャニダール洞窟で発見されたネアンデルタール人
②古代バビロニアでの先天障がい児出生の未来預言への利用
③日本における8世紀頃の仏教による障害の因縁化
④16世紀の外科医アンブロワーズ・パレによる切断に対する義肢製作
⑤近代の社会ダーウィニズム

解説　④
　アンブロワーズ・パレは切断の治療に際して実用的な義肢を開発し，当時の社会に障害医学の重要性を認識させたものと思われます．

2-2. 障害の捉えかた（ICIDHからICFへ）

　障害とは，「**身体的・精神的原因によって，長期間にわたり日常生活や社会生活が困難である状態**」と定義することができます．つまり，身体や精神の**機能不全**だけにフォーカスをあてているのではなく，結果として日常生活や社会生活がむずかしくなるという点が重要で，逆のアプローチを考えれば，運動麻痺

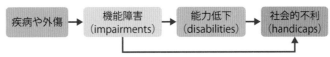

図 2-3　国際障害分類（ICIDH）

があり歩けない障がい者でも**環境のバリアフリー化**によって移動することが可能となるわけです.

　そのためには，障害を詳細に分析する手段が必要です．疾患や外傷によってもたらされる障害の種類は，①（疾患という経過がない）**先天性のもの**，②**パーキンソン病などの変性疾患や慢性疾患と併存するもの**，③**脳卒中や切断などのあとに障害が残る可能性のあるもの（後遺障害）**，④**医学の進歩により救命可能となった，あるいは新たに発見された疾患によるもの**，など多種多様です．リハビリテーションではこうした障害を深く幅広く捉えるために，医学的角度からのみでなく多面的に分類することが必要になってきました.

　折しも医学の世界では，**国際疾病分類** International Classification of Diseases（**ICD**）* により疾病の分類や評価が図られる中，疾病だけでなく障害においても，世界保健機関 World Health Organization（WHO）が 1980 年に**国際障害分類** International Classification of Impairments, Disabilities and Handicaps（**ICIDH**）を採択して，障害を**機能障害**（impairments），**能力低下**（disabilities），**社会的不利**（handicaps）の 3 つのレベルに分類して各々を評価することになったのです（**図 2-3**）.

2-2-1. 国際障害分類（ICIDH）

　ICIDH は障害の診断や評価，治療を考えるうえでわかりやすく，なにより障害の構造を理解しやすい概念で，のちに**国際生活機能分類** International Classification of Functioning, Disability and Health（**ICF**）が採択されるまで，リハビリテーションの分野において国際的に使用されてきました．まずは ICIDH の 3 つのレベルを解説します（**エッセンス 2-2**）.

●**ICD**
WHO が作成する統一した国際的基準で決められた疾病，傷害及び死因の統計分類である.
ICD：疾病及び関連保健問題の国際統計分類(International Statistical Classification of Diseases and Related Health Problems)

エッセンス 2-2

疾病は ICD で分類したのじゃから，障害もわかりやすく分けて，それぞれを評価するのじゃ

そのはじめての分類が ICIDH なのですね. 機能障害，能力低下，社会的不利の 3 つの分類ですね

a）機能障害（impairments）
　機能障害とは，疾病や外傷の結果として心身に直接生じた障害のことです．たとえば**図 2-4** のように疾患が脳卒中であれば，その機能障害は「**疾病や外傷**

の結果，心身に直接生じた障害」ですから，運動麻痺や感覚障害，関節拘縮，失語などが考えられます*．３つのレベルでは１番わかりやすく，この機能障害の治療は先述の「**障がい者個人に対するアプローチ**（運動麻痺や失語を直接リハビリテーションによって治療する）」です．機能障害が解決されれば問題はなくなるように思えるのですが，WHO はどうして障害分類を機能障害で終わらせなかったのでしょうか．もちろんその解決は困難な場合があることも理由の１つですが，機能障害はあくまでも身体や精神の機能不全であって，実際の生活や社会の中でのパフォーマンスではないからです．そこで登場するのが能力低下です．

> 機能障害にはこのほかにも筋力低下，バランス障害，意識障害，認知障害，心理障害，嚥下障害（食物の飲み込み），排泄（排尿・排便）障害，心臓機能障害や呼吸機能障害などがあります．

b）能力低下（disabilities）

能力低下とは，機能障害により**生活上のパフォーマンスができなくなること**です．リハビリテーションの分野で「生活」といえば，**日常生活活動** activities of daily living（**ADL**）が有名ですが，能力低下とは言い換えればこの ADL の項目（食事，更衣，歩行，コミュニケーションなど）が運動麻痺や感覚障害，失語などの機能障害によって介助を要する状態になることです（**図 2–4**）．機能障害と異なり生活動作の中で障害の影響を捉える点が特徴で，それは能力低下へのリハビリテーションアプローチを考えるとよくわかります．つまり機能障害へのリハビリテーションは麻痺や失語に対するアプローチですが，能力低下へのリハビリテーションは要介助である ADL 項目に対して，**残存機能***や**補装具・義肢**などの**代償手段**を活用して，円滑かつ安全に ADL トレーニングして，介助量軽減を図ることです（この成果には目から鱗が落ちるほどビックリします）．

> 障害から免れた機能や回復した機能を含みます．たとえば右利きの人が左片麻痺になったら，健側である右上下肢は（「適切かつ安全に」を前提として）使えますし，左上下肢もその回復レベルに応じて（「適切かつ安全に」を前提として）ADL に用いることが可能ですよね．

ここは大切なポイントで，たとえ機能障害の回復がむずかしくても，能力低下レベルの ADL を改善して障がい者が在宅復帰することが可能になるということです．したがって機能障害が重くても能力低下は軽い場合があるのですが，たとえば運動障害がなくても認知症の存在で，ADL のすべての項目で目が離せずに全介助となることもあります．また若年者と高齢者が大腿切断という同じ機能障害を有していても，前者は義足を使用すれば歩くことができますが，後者はベッドまわりの ADL を考慮しなければならないなど，能力低下レベルの程度には個人差があって，しかも年齢だけでなく生活習慣や生活様式な

たとえば疾患が「脳卒中」であれば，その障害は？

①手足を動かせない・話せない→機能障害
- 運動麻痺・感覚障害・関節拘縮，失語など

②日常生活活動（ADL）ができない→能力低下
- 食事や更衣，歩行など
- コミュニケーションや認知など

③社会生活ができない→社会的不利
- 失職，在宅復帰困難など
- 経済的・精神的不利益など

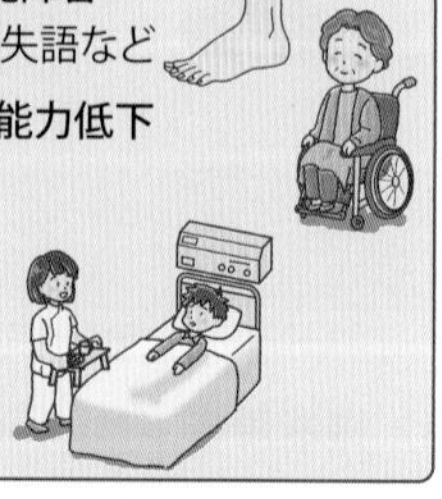

図 2–4　リハビリテーション医学における国際障害分類（ICIDH）とは？

どによっても変化するのです．このように考えてゆくと，障害の分類は機能障害の心身面のみでは不十分で，能力低下レベルの ADL を評価する意義が理解できたことでしょう．

　ここで，能力低下に対するリハビリテーションアプローチは，機能障害のときと同じで個人に対してであることを思い出してください．わかりやすくいえば，機能障害へのアプローチは個人の障害部分をよくするもので，能力低下へのアプローチは個人の残った機能を伸ばしていくものといえます．さて WHO はこの 2 つの障害レベルに加えて，社会的不利を最後に設けました．なぜなら能力低下は生活面のことであって，社会の中での障害の影響を考える必要性があるからです．

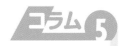

能力低下における ADL って？

　ADL については 4 章で詳しく述べますが，ここでは ADL を考える際のキーポイントを知ってもらい，みなさんが ADL を身近に感じて将来のリハビリテーション現場で活かしてもらえると嬉しいです（4 章 4-4 参照）．

①ADL は毎日繰り返される「日常生活活動」である

　むずかしく考えないでください．みなさんも私もいつも ADL を行って生活しているのです．健常者なら誰でも 1 人でできることなので，少しでも ADL に介助を要するようになると家族は大変になります．また，たとえば食事ではフォークやスプーン，お箸，手を用いるなど生活習慣やその地域のさまざまな特性によって ADL が違ってきます．さらに健常者にとって ADL に対する特別なトレーニングなどはなく，普段の ADL 動作そのものが訓練なのです．

②ADL は心身の残存能力を表す

　先述しましたが，運動麻痺が重度でも ADL は自立するケースがあるように，ADL は心身の総合的パフォーマンスといえます．

③ADL はその動作に要する「介助量」を測定する

　ADL を評価する際には「介助量」がとても重要です．なぜなら介助量がわかれば病院や施設・在宅での介護レベルがわかりますし（介助の必要な ADL をきちんと評価するほうが，事故を避けるリスク管理にもなります），リハビリテーションによる ADL への治療効果（介助量が軽減する）の証明になるのです．そのほかに病院内や施設間の情報交換や介護保険における介護度判定，そして医学研究などにも用いることができます．

④ADL は運動項目と認知項目で構成される

　以前は身体を動かす項目（運動項目：セルフケア，排泄，移動など）が ADL であると認識される傾向にありましたが，高齢化や疾患などの多様化がみられる現在では認知項目（理解と表出のコミュニケーション，社会的活動，知的機能面）は必須であり，両方の項目で ADL を評価しなければなりません．人はなにかをする際は考えて行動するからです（身体的には歩けても意欲がなければ歩きませんよね）．

⑤「している ADL」を評価する

　「している ADL」とは実際に生活している環境（活動に必要な義肢・装具・車いすなども含む）における ADL のことで，ADL 評価の原則です．そうでないと正確な介助量を判定できません．たとえば病棟での ADL と

> リハビリテーション室での ADL とでは，前者が「している ADL」であり，おそらく後者に比べて介助量も多いことでしょう．
> ADL を考える際には以上のことをぜひヒントにしてみてください．

c）社会的不利（handicaps）

　社会的不利とは，機能障害や能力低下の結果として社会の中でどのような**不利益**が生じるかということです（**図 2–4**）．たとえば，1 人暮らしの会社員が脳卒中になった場合を考えてみましょう．**機能障害**と**能力低下**が回復しなければ社会生活が困難になるのがわかりますね．でも，もし個人に対するリハビリテーションアプローチが成功しなくても，社会的不利へのアプローチ，すなわち取り巻く環境や人々を調整できれば（**家屋改造・職場設定・バリアフリー・介助者への指導**など環境改善），再び社会生活が可能になるのです．また個人に対するリハビリテーションアプローチが成功した際でも，麻痺が残る，移動が困難になるなど完全に元どおりの生活には戻れないかもしれません．その場合でも，その人のもつ能力を存分に発揮するために，社会的不利への，すなわち物的な環境と人的な環境へのリハビリテーションアプローチが重要なことはいうまでもありません（たとえば義足や車いすを有効に活用するためには，社会のバリアフリー化が必要です）．

　社会的不利へのアプローチは「**靴にあう足でなく，その足にあう靴**」のごとく，**取り巻く環境や人々を患者さんにあわせること**が大切です．それには，**社会の理解と受け入れ**が必須です．このように，みなさんも WHO が社会的不利を障害レベルに位置づけた意味がわかったものと思います．

　ところで，同じ機能障害や能力低下レベルの患者さんでも，社会的不利は違うことが多いです．私がリハビリテーションの主治医となった例でも，A さんの希望は魚屋の仕事がしたい，B さんの希望はおもちゃ屋の店番を奥さんに任せてお店で子供たちと遊びたい，というものでした．これは社会的不利にその人の価値観，すなわち QOL が影響するからです．社会的不利を評価する際には，WHO の QOL の定義である「**固有の文化と価値観にもとづく生活状況に対する認識である**」を踏まえて，必ずその人の QOL を検討してみてください．

d）ICIDH における障害の 3 つのレベルの関係

　図 2–3 に示すように，多くは機能障害→能力低下→社会的不利という直線的な関係ですが，そう単純にいかないこともあります．たとえば顔面外傷で表情筋の機能障害を有する場合，ADL は可能であっても（能力低下はない），社会参加ができない（社会的不利），また腎臓病で機能障害や能力低下はなくても，透析の時間に仕事ができない（社会的不利）など，3 つの関係は複雑であることが理解できると思います．この点にも十分に注意してください．そして逆に

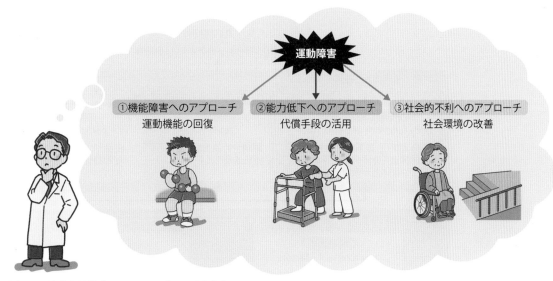

図 2-5　障害を解決する 3 つのアプローチを考えてみる

　この 3 つの関係性があるからこそ，リハビリテーションはどんな障害にも，決してあきらめないアプローチであるということを忘れないでください（**図 2-5**）.

2-2-2.　ICIDH（国際障害分類）から ICF（国際生活機能分類）へ

●**障害**
「障害」の定義は先述しましたが，身体的や精神的原因によって，長期間にわたり日常生活や社会生活が困難である状態です.

●**健康**
WHO による「健康」の定義は，"単に疾病や病弱の存在がないことではなく，完全な肉体的安定・精神的安定・社会福祉的安定の状態"です.

現在，WHO の世界保健機関国際分類ファミリー World Health Organization Family of International Classification（WHO-FIC）においては，ICIDH は ICF におきかえられている.

　世界では 1990 年頃より**障害のモデル**（**図 2-6**）において，医学的モデルに対して**社会的モデル**への転換の重要性が叫ばれるようになってきました. 疾病構造の変化と生活や価値観の多様化により，**障害***と**健康***の境界がクリアでなくなり，障がい者も含めてすべての人々が平等に生活を営むためのヘルスケアの必要性から，WHO は医学的モデルと社会的モデルを統合した**統合モデル**という概念で 2001 年に ICF を新たに導入しました.

　ICF は**図 2-7** のように，人間の生活機能分類で，障害を健康と一体化したものとしてお互いに関係する構成要素からなり，それぞれ多様な領域とカテゴリーに分類されています. そしてそれらにコード番号と点数をつけて，**肯定的側面**（できること）と**否定的側面**（できないこと）の両面で評価することが ICF のポイントです（**表 2-1**）. そのため ICF では膨大な項目数と煩雑な評価が必要となり，目的に応じて効率的な評価が可能な **ICF コアセット**などが開発されましたが，実際の臨床場面での普及と実用性に課題が残されています.

　他方で ICIDH との関係*では，医学的モデルである ICIDH では，障害は疾病

　医学的モデル
障害は個人の問題と解釈し，その解決は障害に対する治療とする　⇒　社会的モデル
障害は社会の問題と解釈し，その解決は社会の共同責任とする

図 2-6　障害のモデル

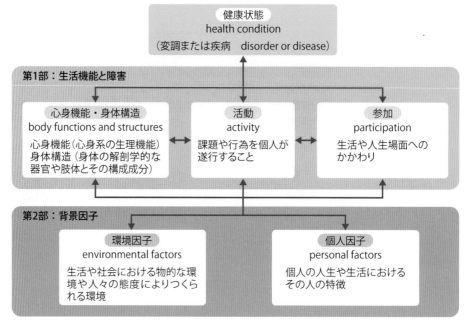

図 2-7　国際生活機能分類（ICF）の構成要素間の相互作用
第 1 部の生活機能と障害では心身機能と身体構造ならびに活動と参加，第 2 部の背景因子では環境
因子と個人因子というお互いに関係する要素で構成されている．なおたとえば「参加」によって「活
動」も変化する可能性があるため，（ICIDH の一方向の流れと違って）ICF の構成要素間は双方向の
矢印となっている点に注意．

表 2-1　国際生活機能分類（ICF）の概要

	第 1 部：生活機能と障害		第 2 部：背景因子	
構成要素	心身機能・身体構造	活動・参加	環境因子	個人因子
領域	心身機能 身体構造	生活・人生領域 （課題，行為）	生活機能と障害への 外的影響	生活機能と障害への内 的影響
構成概念	心身機能の変化 （生理的） 身体構造の変化 （解剖学的）	能力 標準的環境における課題の遂行 実行状況 現在の環境における課題の遂行	物的環境や社会的環 境，人々の社会的 態度による環境の特 徴がもつ促進的ある いは阻害的な影響力	個人的な特徴の影響力
肯定的側面	機能的・構造的 統合性 生活機能	活動 参加	促進因子	非該当
否定的側面	機能障害 （構造障害を含む） 障害	活動制限 参加制約	阻害因子	非該当

や外傷から派生したものという否定的な捉えかたであるのに対して，医学的モ
デルと社会的モデルの統合モデルである ICF は健康状態への帰結を否定的な側
面だけでなく肯定的に捉えています．そのため，ICF では生活機能と障害なら
びに活動と参加（活動と参加は密接に関係していることに注意）の評価を**環境
因子**と**個人因子**を踏まえて，**保健・医療・福祉**の幅広い分野における多種多様
な対象者に用いることが可能です．逆に ICIDH は否定的側面を扱うため，障害
の問題点をピックアップしやすく，障害の構造を理解しやすいというメリット

があります.

　みなさんも ICF を通じて障害の本質を理解するとともに，実用的で今後の新しい時代に促した障がい者本位の新たなモデルの構築を試みてください（**エッセンス 2-3**）.

エッセンス 2-3

ICIDH はマイナスの要素を表すのじゃ

それに対して ICF はマイナス面よりも肯定的な面を表しているのですね

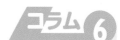

dysmobility

　私がリハビリテーション科の医局に入ったばかりの頃，教授に「障害は dysmobility をみよ」といわれました. はじめは「？」でしたが，臨床経験を積むにつれて「障害を評価するときには，その人の日常の動きに注意せよ」ということだとわかりました. ここで「動き」とは運動面は当然のこと，コミュニケーションも理解と表出のキャッチボールですし，意欲や感情そして認知面もまた「動き」ですから，患者さんをきちんと診ていくことがいかに重要か，「dysmobility」を通じて胸に深く刻まれたのでした.

練習問題

　1. 患者さんのご家族の会話の中で ICIDH の能力低下に該当する言葉は次のうちどれでしょう.
「うちの主人が脳梗塞になってしまったの. 右利きなのだけれど，その右の手足が全く動かなくてね. それに左手は不器用だから，入院している病棟で朝から晩まで1人ではなんにもできなくて. 仕事は会社員で続けるのは無理だし，私はフルタイムで働いているし，家はエレベーターのない賃貸アパートの4階だから連れて帰れない. どうしよう.」

①脳梗塞
②右の手足が動かない
③病棟生活でなにもできない
④会社員を続けられない
⑤家に連れて帰れない

解説　③

　①は障害ではなく疾病名，②は機能障害，④と⑤は社会的不利です.

2. ICF で<u>誤っている</u>のは次のうちどれでしょう.

①構成要素に心身機能がある
②参加とは生活や人生場面へのかかわりである
③環境因子とは生活や社会における環境をいう
④障害を健康状態と一体化している
⑤否定的側面のみで捉えている

解説　⑤
　　ICF は否定的側面より肯定的な側面で捉えることで, リハビリテーションアプローチを図れる点が特徴です.

2-3. 障害受容の考えかた

2-3-1. なぜ障害受容が重要か

　この項では ICIDH や ICF により明確化された障害をさらに理解するために, **障害受容**について考えたいと思います. 障害受容とは一般的に, 「**障害をもっているという現実を認識して, そのうえで自分自身がどのようにしたら1番よい結果となるかを考え, 実行できるようになること**」です.

　患者さんの受けるリハビリテーションが円滑に進むかどうかは, 障害を受容しているかどうかにかかっているといっても過言ではありません. たとえば機能障害として運動麻痺をもつ患者さんを例に考えてみましょう. 障害受容にいたっていない場合には, "いずれは麻痺が完全に回復する"と考えるのでリハビリテーションは機能障害である運動麻痺へのアプローチのみにこだわるのですが, もし障害受容にいたれば, 麻痺が完全に回復するのはむずかしいことを理解して残存機能を使った能力低下レベルに対するリハビリテーションを受け入れ, 生活に復帰することが容易になるわけです (みなさんに覚えておいてほしいのは, 障害受容は決して「あきらめてはいない」ことです. 障害を受容するということは, あきらめることと同じではありません. 新しい**価値観**を構築して障害とともに生きる新たな自分の姿を受け入れるということです).

2-3-2. 障害受容の5段階

　学術的には**障害受容の諸段階**として, 「**人は障害を有した場合, 心理的に混乱し, そのあとはいくつかの段階を経て, 障害を自分の一部として受け入れられるようになること**」とされていますが, 障がい者の実際の心の動きは非常に複雑で, これに批判的な学説も存在します. しかしその複雑な障がい者の心理を理解するには, この障害受容の諸段階は基礎的知識として重要でわかりやすいため, 以下にその代表的プロセスである, **障害受容の5段階（心理的ショック相→障害否認相→うつ反応相→自立への抵抗相→障害受容相）**について解説します (図2-8). ただし, 必ずしもこの5つの段階をたどるとは限らないことに注意してください.

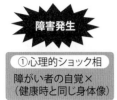
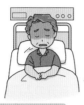
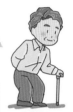

障害発生

①心理的ショック相
障がい者の自覚×
（健康時と同じ身体像）

②障害否認相
自覚〇　受け入れ×
健常者に嫉妬
障がい者に差別的

③うつ反応相
受け入れ〇　現実対応×
実際の障害より大きな
制約を感じる

④自立への抵抗相
現実対応〇　自信×
障がい者に親近感

⑤障害受容相
障害は個性
人間としての価値は不変
障がい者・健常者ともに交流

障害受容

図 2-8　障害受容の 5 段階
必ずしもこの 5 つの段階をたどるとは限らない.

a) 心理的ショック相

　この相のポイントは「**障がい者の自覚はなく，健康時と同様の身体像をもつ**」ことです．受傷直後においてショックはあるが治療を受ければ回復すると思い，障害をもっているという自覚はまったくないのです．

b) 障害否認相

　前の心理的ショック相と比べると，障害否認相は「**自らの障害を自覚するが受け入れることができない**」といえます（少しの回復に騒ぎ立てるほど回復への期待が強い様子など）．一方で他者との交流においては，健常者に対しては羨望と嫉妬，介護者に対してはわがまま，そして障がい者に対しては話しかけられても答えないなど差別的な対応を取るなど，この時期の患者さんが取る一見奇妙な言動に十分に気をつけなければなりません．

c) うつ反応相

　うつ反応相では，障害否認相でみられなかった「**自らの障害を受け入れる**」様子を示すのですが，「**障害に対して現実的な対応ができずに悲しい気持ち（無気力になり希望を失うなど）**」になり，自身の人としての価値が失われて実際の障害状況とは比較にならないほど大きな身体的・社会的制約があるように感じてしまいます．希望も失いやすく，自殺がもっとも多いのはうつ反応相です．

d) 自立への抵抗相

　受け入れた障害に対して「**現実的な対応を開始する**」のですが，「**その対応に抵抗して自信がなく動揺している**」状態です．他者との関係性では，健常者には劣等感を抱きますが，障がい者に対しては親近感をもつなどの変化がみられ

ます.

e）障害受容相

　障害は自己の個性の1つであり（この項のはじめに述べた「障害をもっているという現実を認識」や「障害を自分の一部として受け入れられる」とはこのことです），**「障害が自分に存在しても自分の人間的な価値は変わらない」**と思いはじめる時期です．したがって障害を受容すれば，「どのようにしたら1番よいのかを考え，実行することが可能」になって，リハビリテーションが軌道に乗っていきやすいのです．そして外界に対して積極的な態度を取りはじめ，他者に対しては健常者や障がい者を分け隔てずに交流しはじめます．なお最近では障がい者が障害を受け入れる「障害受容」よりも，環境や状況によって障がい者自らの生活や思考を変化させていく**「障害適応」**という概念も広まっています．

　このように障害を受容することは簡単なことではありません．時間もかかり複雑で，患者さん本人の性格や疾患・障害によって実際にたどる受容の過程はさまざまです．また，上述の5つの相における特徴的な行動を表に出さない場合も考えられます．みなさんは次章のテーマである「リハビリテーションチーム」の一員として，患者さんとの信頼関係を構築し支援を行って不安を緩和し，障害受容が進むように努めてください．そして繰り返しになりますが，「受容＝あきらめ」ではないことを忘れないようにしてください（**エッセンス2-4**）.

エッセンス2-4

障害があってもそれは個性であって自分という人間は変わらないと思うのが障害受容ということなのじゃ

そうなればリハビリテーションは水を得た魚のように進んでいくのですね．受容＝あきらめではないことが重要ですね

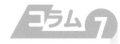

障害受容へ向けて

　私がリハビリテーションの主治医をしていた24歳の脊髄損傷の男性が，障害受容の5段階のうちの真ん中である「うつ反応相」になったと思われるときの話です．リハビリテーションを一時期ストライキしたのですが，そのあとリハビリテーションを再開したいといいだし，担当の理学療法士に相談に行きました．彼は「やっぱりまたゲームクリエイターの仕事に戻りたいからリハビリテーションをがんばりたいのだけれど，なにをどうすればよいのか自信がなくて」と打ち明けました．次の「自立への抵抗相」に入ってきたようでした．

　理学療法士は事前に相談があった時の対応を私（主治医）と検討してい

ましたので，「それでは，座位の訓練からはじめましょう，座位ができれば仕事復帰につながるし，前からリハビリテーションでやっていたから慣れていますよね．主治医に相談しておきますね」と提案しました．すると彼は「わかった，それならよいかもしれない．ありがとうございます」といって翌日から理学療法が再開となりました．

　数日たつと，彼が「前にやっていた作業療法もまたはじめたいのだけれど…」といっていると理学療法士から報告がありました．こうして作業療法も再開になったのですが，訓練内容はやはり「座位」でした．彼は自信が出てきたのか，病棟でも「もっと訓練をやりたい！」と看護師に伝えていました．そこで看護師から相談を受け，私と看護師で行ったのもベッド上での座位訓練です．

　わかりましたか？　この患者さんは現実的な対応（＝リハビリテーション）をはじめたけれど自信がもてませんでした．そこで，本人の「職場復帰したい」という要望（demand）を受けて，復職後のデスクワークにつながり，かつ達成可能な「座位訓練」を多職種で行う方法が功を奏したのです．こうした患者さん本人の要望，希望に沿って進めていく方法は１つの例で，実際は各々の症例で適応となるアプローチを検討しなければなりません．このようにあらかじめスタッフ同士で，絶えず対象者の障害受容過程の変化を共有し，多職種で連携するリハビリテーションチーム医療はすばらしいものです．

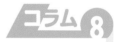

障害受容への支援

　障害受容の過程を進めるうえで，専門家による心理的評価やカウンセリングが必要ですがそれにもとづく各々の段階でのさまざまな支援はとても重要です．たとえば，医師からの（もちろん適切な）障害の告知は障がい者にとって大変つらいことですが，その際には今後の可能性や支援などを具体的に伝えていくことが大切です．

　またピアサポートといって，障がい者と同じ障害のある人と接することにより，自分の可能性を理解できるとともに，心理的にも共感しあえることが考えられます．さらに障害の社会的モデルで述べたとおり，社会の共同責任として物心両面での社会的なバリアを取り除くことなどがあげられます．

練習問題

障害受容の５段階で「自らの障害を自覚するが受け入れることができない」のは次のうちどれでしょう.

①心理的ショック相
②障害否認相
③うつ反応相
④自立への抵抗相
⑤障害受容相

解説　②
　障害否認相は，自らの障害を自覚するが受け入れることができない相です.

リハビリテーションとチーム医療

3-1. チーム医療の必要性

3-1-1. チームについて

「チーム」というとみなさんはどのようなチームを思い浮かべるでしょうか？野球（**図3-1**），バスケットボール，バレーボールなどのスポーツ競技のチームでしょうか．オーケストラ（**図3-2**）やカルテットなどの音楽のチームでしょうか？　あるいはテレビ番組に出ているクイズのチームでしょうか？

チームにはさまざまな形態があります．たとえば，プロ野球チームは，試合に勝つために結成されたチームです．同じチームでも1人ひとりの役割は守備と攻撃によって違ってきます．攻撃では打って走って塁に出て点を取ることがその役割です．打順は守備とは関係なく決められますし，投手の代わりに指名打者が登場する場合もあります．一方，守備では守備位置がほぼ決まっており，投手は投手，捕手は捕手のように，よほどのことがない限り同じポジションを守ります．しかし，勝ち負けよりもプレイそのものを楽しむことが目的の草野球チームでは，ポジションも決まっておらず誰がどこを守るかじゃんけんで決めたりする場合もあります．オーケストラのチームはどうでしょうか？　チームの目的は美しい音楽を聴衆に提供することです．演奏する楽器がほぼ決まっており，専門の奏者がそれぞれのパートを担当し，音をあわせて美しい音楽を奏でます．

このように，チームはその目的や，構成するメンバーの互換性，役割などによって変化します．目的にはたとえば，勝ち負けや賞金獲得などのチームの利益を目的にしたものや，特定の他者の利益や公の利益を目的にしたもの，また，両者をあわせたものもあります．チームを構成するメンバーが相互に交代できるものや専門性が強く相互に交代できないもの，役割が固定化されているものやほかの役割まで行うことのできるものなどさまざまです．いずれにしてもチームとは個人1人の力では達成できないことを，みんなの力をあわせて到達することを目的につくられた集団ということができます．

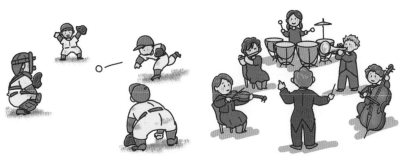

図 3-1　野球のチーム　　　　　図 3-2　オーケストラのチーム

3-1-2.　チームだとなにができるのか

　チームをつくるのには大きな理由があります．それは，先にも述べたように，1人の力では達成できないことを達成するためです．たとえば1人では1日に10しかできない仕事があり，その仕事を3日間で100行わなければならない目標が課せられた場合，1人で行えば10日かかりますので目標は達成できません．が，4人集まってチームをつくれば3日間で120になりますので目標を達成することができます．

　それだけではありません．1人では気づかなかったことが明らかになることもあります．チームができると自分の考えだけではなくほかのメンバーの意見を聞くことができます．自分では気づかなかったことにほかの人が気づいているかもしれませんし，話をすることでアイディアが浮かんでくるかもしれません．与えられた仕事をもっと効率よくこなす方法を考えだすことも可能となり，さきほどの例でももしかしたら2日間で終了することが可能になるかもしれませんし，3人あるいは2人でも可能かもしれません．そこに，チームをつくる大きな意味があるのです（**エッセンス 3-1**）．

エッセンス 3-1

チームだとなにができるの？

1人ではみえない患者さんのさまざまなところがみえてきます
ただし，そのためにはほかの専門職とのコミュニケーションは欠かせません

3-2. チーム医療と多職種連携

3-2-1. 医療におけるチームの特殊性

a) 医療においてなぜチームが必要か？

　従来は，医師対患者のような，1：1の医療形態がなされてきました．それは，医師のみが医療の専門家であり，患者さんへの医療を決定する権利と責任は医師にあり，医師は自己の責任で専門的判断をくだし，患者さんはそれにしたがい医師にすべてをゆだねるという考えかたでした．この，1：1の関係を**医療パターナリズム**と呼んでいます．現在でも，このような医療が行われているところもあります．

　しかし，近年では医療技術の発展などにより，医師1人の技術や能力では，十分な医療の提供が不可能となってきています．また，患者さんの抱える問題は，ただ単に病気や外傷があるだけではなく，病気や外傷から派生してくるさまざまな問題があります．それらすべてを医師1人で把握しているわけではありません．また，患者さんは医師にはいえないこと，いわないこともあります．医師以外の専門職とチームを組むことで，患者さんのさまざまな問題点を把握することができ，さまざまな専門職によるアプローチが可能になってきます．また，患者さん側としては，診療内容の説明の要求と承諾（**インフォームド・コンセント**）などの権利意識が高まっています．このような背景から，医療パターナリズムをなくし，良質な医療の提供と医療安全の担保のために，多くの医療専門職の力を結集して対応していくチーム医療が行われるようになってきています．

　医療チームは専門職の集まったチームで，学問的背景や資格（国家資格）も異なる職種です．医療チームの対象者は，あくまでも疾病や外傷を有した患者であり，生命の危機に直面している場合もあります．したがって，チームの責任の所在を明確にしておく必要があります．医療チームの中では医師が責任者です．最終的な判断，チームとしての方針決定・実行の責任は医師にあります．

　チーム医療の利点は医療サービス提供に際して，広範な対応が可能になること，専門職種間の意見交換による知識と情報の共有によって患者さんや障がい者に効果的に対応できること，また対応の最適化が図られる諸問題への対応やアプローチに一貫性と連続性をもたらすことができることなどがあげられます．

b) それぞれ異なる専門職

　チーム医療だとなにができるのでしょうか．これは他項でもお話ししますが，専門職はそれぞれ教育課程や資格制度が違います．つまり，その専門職独自の視点があり，それぞれが異なった独自のアプローチがあります．

　チームではこの違いが大きな力となります．先にもお話ししましたが，チームは高度なチームになるほどメンバーの互換性が低下します．たとえば草野球チームでは守備のポジションはじゃんけんで決めたりしますが，プロ野球ではめったにポジションを変えることはしません．オーケストラチームでもしかりです．

　図3-3をみてください．真ん中のある物体を，A医師，B看護師，C理学療法士がみたとき，A医師は丸くみえました．B看護師は長方形にみえました，C理学療法士は三角形にみえました．専門職の視点でみると同じ物体でもこのように違った形にみえるのです．患者さんの場合でも同様です．同じ患者さんでも，それぞれの専門職によって見かたやみるポイントが違いますから，違ったようにみえてきます．「それぞれが違う」ことが強みでもあるのです．

　もう1つ違うところがあります．それは一緒に患者さんを診るわけではないということです．もちろん，入院している場合には，たまたま医師と看護師，あるいは看護師とセラピストがベッドサイドや訓練室で一緒になることはあるかもしれません．また，医師とセラピストが共働で患者さんを診る場合もあるかもしれませんが，基本的には別々であり，違った場所，違った時間に患者さんと接します．入浴の場であったり，トイレの場であったり，訓練室であったり，それぞれ違う専門職が接する場合が多いのです．在宅医療の場合にはもっと顕著です．チーム全員が一緒に患者さんの家に訪問することはありません．みんな違った曜日，違った時間帯に訪問しますので，めったに会うことはありません．患者さんの違った姿をみることができる点もチームの強みです．

c）カンファレンスの意義・目的

　それぞれの専門職が専門的な視点でみると同じ物体や同じ患者さんでも違った形にみえる…これがチームの強みといいました．

　これがチームの強みであることに違いはないのですが，これだけでは本当の意味でのチーム医療とはいえないのです．なにが足りないのでしょうか？

　図3-4をみてください．「情報交換」です．すなわち，情報の交換がなされないと，チームではなく，専門職がバラバラに1人の患者さんをみているだけになってしまいます．「私は丸くみえたのだけど，あなたは？」（A医師）．「私は長方形のようにみえました」（B看護師）．「私にはまるで三角形のようにみえました」（C理学療法士）．このように情報交換をして，お互いの情報にもとづいて，「なんで見かたによって変わるのだろう？」と意見を交わして，みた物体，診た患者について話し合いを行い，そして全体像を把握していく…これが

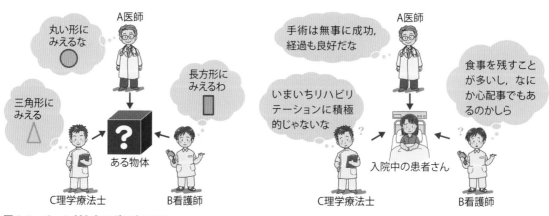

図3-3　チームだとなにができるのか

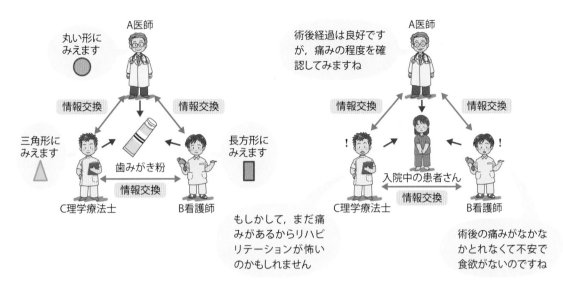

図 3-4　情報交換が必要

チーム医療です．すなわちみたことが重要ではなく，みたことをもとに話し合いを行いチーム内のコンセンサスをみつけだすことがチーム医療の過程の中ではもっとも重要なことです．これがカンファレンスの場です．カンファレンスは話し合いの場ですから，発言をしなくてはなりません．発言をしなければ，相手は理解をしてくれませんし貴重な患者さんの情報が反映されないことになり，患者さんの不利益につながります．カンファレンスで大切なのはコミュニケーションなのです．

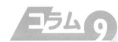

カンファレンス

　カンファレンスにはさまざまな形態があり，たとえば気軽に行われるのがスタンディングカンファレンスです．短時間で手際よく患者さんの状態の確認や方針を決めるため，立って行われるカンファレンスです．今日の目標など短期間の目標設定や体の状態などをチェックするために行います．これに対して，一般的なカンファレンスでは各専門職が情報をもちより，問題点を共有し，どの問題点を最優先にいつまでに対応するかなど短期目標，長期目標を立て，アプローチ方法を共有します．比較的長時間（20分程度）行われます．

3-2-2. 多職種連携とその形態

　多くの専門職が集まって行うチーム医療の形態には，**図 3-5** に示すようなものがあります．医学モデル，多職種参加型，多職種連携型，超職種型です．それぞれに特徴がありますが，医療では従来，医学モデルが主流でした．これは，医師が判断し，処方や指示を出すことによって，他職種がその指示にしたがっ

て動く形のチームであり，責任の所在がはっきりしている反面，指示系統が一方的であり，他職種間の相互の連携や協調が困難になりやすい欠点がありました．また，患者さんは医師のいうとおりに治療をゆだねればよく，いわゆる医療パターナリズムが生じやすいチーム体系といえます．

　多職種参加型は，医学モデルと同じように，医師の判断にもとづいて医師の処方，指示で他職種は動きますが，他職種間の連携は最小限であり，意見交換があまり行われないチームです．

　多職種連携型は，他職種と連携して意見交換を行い，共通の認識，共通の目標を形づくって行うチームですが，カンファレンスなどに時間がかかるなどの欠点もあります．

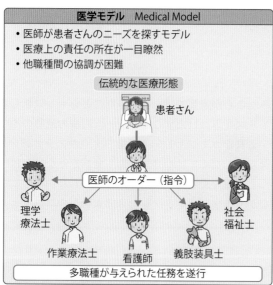

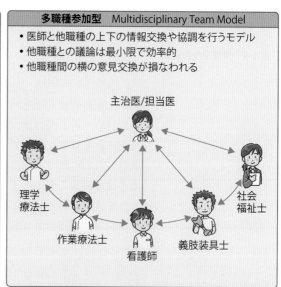

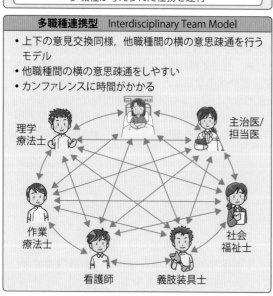

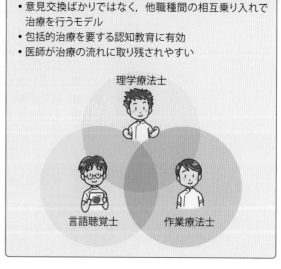

図3-5　チーム医療のモデル

　超職種型は話し合いのみでなく仕事や役割も共有していこうとするチームです．責任の所在が不明瞭になりやすい欠点があります．また，専門職同士の仕事や役割をどこまで共有して乗り入れることができるのか，資格としての範囲が定められている手技（たとえば痰吸引，静脈確保など）もありむずかしい問題もあります．

3-3. チーム医療を成功させるには

3-3-1. 発言力とコミュニケーション

　チーム医療を成功させるためには，チームの中での役割を明確にすることが大切です．医療でのチームを構成しているメンバーはほぼ専門職ですので，おのずと役割は決まっています．専門職として患者さんをどのように評価して，どのような問題点があり，専門職の立場としてどのように対応することが最善なのかをチームの全員に話す必要があります．当然，他職種には他職種の専門性から評価した問題点やそれに対する対応があるので，他職種の考えも聞かなくてはなりません．すなわちチーム医療では自分の意見を専門職としてきちんと発言する能力と同時に，他職種の意見を聞いて理解する能力が必要です．他職種に話もしない，意見を聞くこともしないでは，ひとりよがりになってしまい，チームとはいえません．

　そのために求められるのが，**コミュニケーション**です．よく，心が通じあった仲には言葉など必要ない，以心伝心といいますが，医療現場では間違いです．医療現場においては，以心伝心はありません．必ず言葉にしなくてはなりません．言葉も，普段の会話で使っている言葉ではなく，**医療言語**を用いてコミュニケーションすることが必要です．たとえば，「股関節屈曲制限」という言葉は，股関節がどこなのか，屈曲とはどのような運動なのか，制限とはどういう意味なのかを知っていないと理解することはできませんし，他職種に理解してもらえません．専門職の間での共通言語である医療言語は，みなさんが，大学，専門学校に入学して卒業するまで，いや卒業してからも学んでいかなくてはならない言葉です（**エッセンス 3-2**）．

医師の前では萎縮して話せなくなってしまいます

リハビリテーション医療は専門職 1 人ひとりの力で成り立っています
君も，専門職の 1 人として責任をもって発言できるようになるために，今勉強しているんだよ

3-3-2. 評価会議と協調性

　患者さんの問題を多くの専門職の目でみてさまざまな角度から集めた情報から全体像を割り出し、どのような対応を行うと問題が解決できるかを話し合っていくことが必要です。このような場を評価会議（初回カンファレンス）といいます。

　評価会議では、それぞれの専門職から患者さんの評価にもとづいた問題点、短期、中期、長期的な視点に立ったゴール設定や目標、また治療計画が立てられます。また、定期的な治療効果の評価がなされ、ゴール設定や治療計画の見直し（フィードバック）がなされます。専門の知識や技術だけでなく、専門の枠を超えた個人としての知恵や経験なども活かされながら、議論がなされます。お互いが違う職種ですので患者さんに対する視点や問題点のみつける方法が違います。同じような問題点もあれば、まったく違った問題点が指摘される場合もあります。また、それぞれのアプローチも職種によって違いますから、さまざまなリハビリテーションプログラムが提案される場合もあります。その中でもっとも患者さんにあったプログラムを選択していくことがチーム医療を成功させるコツといえます。

　医療におけるチームは仲よしチームではありません。議論の中では対立する意見も出てくるかもしれません。たとえば、理学療法士は「歩行練習をもっと取り入れたい」と主張するのに対して、看護師は心臓や腎臓の機能を重視して歩行を控えるような発言をするかもしれません。対立した意見をまとめるのがリーダーの役割です。リーダーは多職種の意見をまとめてゴール設定を統一していく役割です。

　医療の現場では責任を明確化する必要があるため、リーダーは医師が担う場合が多くなります。とくにリハビリテーション医療の現場ではリハビリテーション科専門医などの医師がそれを担います。評価会議での議論では、さまざまな意見も出てきます。他職種からの意見に対して、専門職としてゆずれないこともあるかもしれません。リーダーが中心となって最終的に決定した事項は、専門職の責任として必ず実行することが大切です。評価会議で決められたことに異議があっても、決まったことについては実行することがチーム医療のルールです。

　もう1つ大切なことは、このような議論ができる環境をつくることが大切です。医師を頂点とする**ヒエラルキー**が残存していたり、医療パターナリズムが克服されていないとメンバーが自由な意見をいえない場合もあります。チームのメンバーはそれぞれが尊重され、自由に自身の意見がいえることが重要です。

3-4. リハビリテーションを支える医療職

エッセンス 3-3

リハビリテーションの専門職にはどのようなものがあるの？

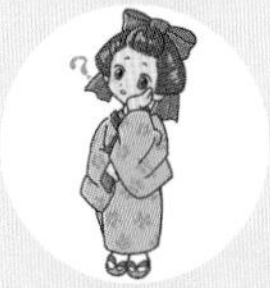

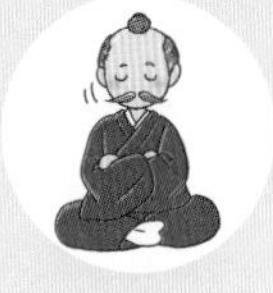

いろいろな種類の資格があるんだよ
相手がどのような人なのか知らないとコミュニケーションもとりづらいよね
どのようにして専門職になるのかみてみよう

3-4-1. 医師（リハビリテーション科専門医）

a) どのような職種か

　病気や外傷の診断，治療（保存的治療・観血的治療）を行う専門職です．内科，外科，整形外科，産婦人科などさまざまな専門科があり，現在は日本専門医機構によって 19 の基本領域（**図 3-6**）の**専門医**が認められています．その中で，**リハビリテーション科専門医**は，「病気や外傷の結果生じる障害を医学的に診断治療し，機能回復と社会復帰を総合的に提供することを専門とする医師」（日本リハビリテーション医学会）とされています．患者さんの障害を克服し，機能を回復し，活動を育む医療です．リハビリテーション科専門医は多くのリハビリテーション専門職とチームを組んで，診断，治療にあたっています．

b) 医師になるためには

　日本においては，大学の医学部で 6 年間学んだあと，**医師国家試験**を受験し合格したものに医師免許が認められ，医師としての業務にあたることができます．現在は，国家資格を取得したあと，**初期臨床研修医**として 2 年間の研修が必要です．そのあと，専門医になるためには，19 の基本領域の専門プログラムに入り，3～5 年間（科によって異なる）の研修をしたあと，専門医試験に合格したものに対して専門医資格が与えられます．専門医資格は期限付きのものであり，更新するためには期限内に一定の研修を修了する必要があります．また，研修医を指導するための**初期臨床研修指導医**，**専攻医研修指導医**になるためにも研修が必要です．

内科	小児科	皮膚科	精神科
外科	整形外科	産婦人科	眼科
耳鼻咽喉科	泌尿器科	脳神経外科	放射線科
麻酔科	病理科	臨床検査科	救急科
形成外科	リハビリテーション科	総合診療科	

図 3-6　基本領域学会
［日本専門医機構による基本領域専門医］

3-4-2. 理学療法士

a）どのような職種か

　理学療法士は，障害をもった人々の生活をサポートする専門職の1つです．理学療法士及び作業療法士法によると，「理学療法とは，身体に障害のある者に対し，主としてその基本的動作能力の回復を図るため，治療体操その他の運動を行なわせ，及び電気刺激，マッサージ，温熱その他の物理的手段を加えることをいう」としています．

b）理学療法士になるためには

　理学療法士になるためには，**理学療法士国家試験**に合格する必要があります．文部科学大臣または都道府県知事が指定した理学療法士養成施設で3年以上，知識や技能を学びます．養成施設には，3年制と4年制の専門学校，及び3年制の短期大学，4年制の大学の4種類があります．

3-4-3. 作業療法士

a）どのような職種か

　作業療法士は，障害をもった人々を自立した生活に導くために身体機能や精神機能へさまざまなアプローチを行う仕事です．理学療法士及び作業療法士法によると，「作業療法とは，身体又は精神に障害のある者に対し，主としてその応用的動作能力又は社会的適応能力の回復を図るため，手芸，工作その他の作業を行なわせることをいう」としています．病気や外傷で障害をもった人々の心身機能や精神機能の回復，日常生活の動作や行動を回復し，その人らしい生活を送れるように支援を行う仕事です．

b）作業療法士になるためには

　作業療法士になるためには，**作業療法士国家試験**に合格する必要があります．文部科学大臣または都道府県知事が指定した作業療法士養成施設で3年以上，知識や技能を学びます．養成施設には，3年制と4年制の専門学校，及び3年制の短期大学，4年制の大学の4種類があります．

3-4-4. 言語聴覚士

a）どのような職種か

　病気や外傷及び先天的な障害によって言葉が話せなくなったり，言葉が出なくなった患者さんや言葉が聞き取れなくなってしまった患者さん，コミュニケーションが取れなくなった患者さんの，言語能力の回復や発達を支援することや聴覚能力の回復を支援していく仕事です．また，摂食・嚥下障害に対して，咀嚼機能や飲み込み機能の回復を促していく仕事です．

b）言語聴覚士になるためには

　言語聴覚士になるためには，**言語聴覚士国家試験**に合格する必要があります．文部科学大臣または都道府県知事が指定した言語聴覚士養成所で3年以上，知識や技能を学びます．養成所には，3年制と4年制の専修学校，及び3年制の短期大学，4年制の大学の4種類があります．一般の4年制大学を卒

業後，指定された大学・大学院の専攻科（2年制）を卒業するルートもあります．

3-4-5. 看護師（認定看護師）

a）どのような職種か

　看護師は，医師が患者を診療する際の補助や，健康，障害，あるいは乳幼児や高齢者のように自分で自分のことが十分にできない人の日常の生活を介助し，生活の質（QOL）を高める援助をする仕事です．健康を回復するための援助，終末期の援助，さらには健康増進への援助と，看護師は患者さんの生活を支ています．また，日本看護協会では**認定看護師制度**を設けて，特定の看護分野において，熟練した看護技術と知識を用いて水準の高い看護実践のできる看護師を育成しています．現在，認定看護師の資格認定制度ができており，脳卒中看護や在宅ケアなど特定の看護分野に熟練した専門的な看護師の育成もなされるようになってきました．

b）看護師になるためには*

　看護師になるためには，**看護師国家試験**に合格しなければなりません．看護師国家試験を受験するには以下のように多くのコースがあります．

①高校卒業後の場合：看護学部・学科のある大学，統合カリキュラム校に4年間通うこと，看護専門学校，短期大学に3年間通うことが必要です．

②中学卒業後の場合：5年一貫看護師養成課程校に通うことが必要です．

③**准看護師** *の資格を取得後，看護師資格を取得するためには，経歴によってさまざまなコースがあります．

> 「保健師」「助産師」の国家試験を受験するには，看護師の資格を取得している必要があります．

> ●**准看護師**
> 看護師が厚生労働省管轄であるのに対し，准看護師とは都道府県管轄で，准看護師養成所に2年間通学して各都道府県の実施する准看護師試験に合格した者．

3-4-6. 義肢装具士

a）どのような職種か

　義肢装具士は，義肢と装具を患者さんの身体にあわせて作製する専門職です．義肢は手足が事故や先天性疾患で切断または欠損した場合に，手，足となる機器です．また，装具は四肢・体幹の機能障害の軽減を目的として体表に装着して機能を補助，固定する機器です．義肢装具士法によると「義肢装具士とは，医師の指示の下に，義肢及び装具の装着部位の採型並びに義肢及び装具の製作及び身体への適合を行うことを業とする者」であり，「もつて医療の普及及び向上に寄与することを目的とする」とあります．

b）義肢装具士になるためには

　義肢装具士になるためには，**義肢装具士国家試験**に合格する必要があります．文部科学大臣または都道府県知事が指定した義肢装具士養成所で3年以上，知識や技能を学びます．養成所には，3年制と4年制の専門学校，及び4年制の大学の3種類があります．

3-4-7. 薬剤師

a）どのような職種か

　病気や外傷の治療を目的に，医師の処方のもとに治療薬が使用されますが，

これらは製薬企業でつくられ，医療機関や薬局などを経由して患者さんの手に届きます．そのすべての過程で，薬の専門的な立場から関与する専門職です．薬剤師の任務は，薬剤師法によると「薬剤師は，調剤，医薬品の供給その他薬事衛生をつかさどることによって，公衆衛生の向上及び増進に寄与し，もつて国民の健康な生活を確保するものとする」と規定されています．

b) 薬剤師になるためには

薬剤師国家試験に合格する必要があります．受験資格は，薬剤師法によって規定されており，大学の薬学部に進学し，6年間，薬学について修業した者と定められています．

3-4-8. その他の職種

a) 国家資格のある職種

①**ソーシャルワーカー（主に社会福祉士）**：障害をもった人々やそのご家族から相談を受け，退院後の日常生活が円滑に送れるように社会資源を活用してさまざまな環境を整備したり，助言したりする仕事です．

②**介護福祉士**：身体や精神の障害によって日常生活を送るのに支障のある人々に対して，専門的な知識と技術で，日常生活の介護やご家族に対しての介護指導を行う仕事です．

③**公認心理師**：保健医療，福祉，教育そのほかの分野において，心理学に関する専門的知識及び技術をもって，心理に関する支援を要する人の心理状態の観察，その結果の分析，心理に関する相談及び助言，指導そのほかの援助，心理に関する支援を要する人の関係者に対する相談及び助言，指導そのほかの援助，心の健康に関する知識の普及を図るための教育及び情報の提供を行う仕事です．

④**管理栄養士**：病気をもっている人や高齢者で栄養摂取がむずかしい人に対して，専門的な知識と技術をもって栄養指導や給食管理を行う仕事です．

b) 国家資格ではないが背景に国家資格が必要な職種

①**ケアマネジャー（介護支援専門員）**：介護保険法で定められた専門的な資格の1つです．保健・医療・福祉サービスの利用者や介護者の意思を尊重しつつ，サービスをコーディネートし，介護が必要な人の心身の状況や希望に応じて，適切な介護サービスを利用できるように**ケアプラン**を作成したり，介護施設や訪問サービスの事業者と連絡・調整を行う仕事です．

医療系の国家資格をもっていることが受験資格に含まれており，都道府県が行う試験に合格し，5年ごとの更新が必要になります．

3-5. リハビリテーションと各専門職の役割

患者さんは病気や外傷を発症すると外来を受診（救急を含む）し，医師の診察を受けたあと，必要に応じて入院加療が行われます．その際，主治医が患者さんの疾病・外傷の状態を診察したり，補助的診断（画像診断や生理学的診断など）を利用して診断し，治療計画を立て，それにもとづいて治療（薬物療法，

手術療法など）を展開していきます．その際に，**リハビリテーション**が必要であると判断された場合，リハビリテーション科がある場合にはリハビリテーション科に依頼があり，リハビリテーション科専門医の診断のもと，リハビリテーション計画が立てられ理学療法・作業療法・言語聴覚療法・義肢装具療法が**処方**されます．リハビリテーション科がない場合には，直接主治医からリハビリテーション専門職に指示が出される場合もあります．いずれにしても，リハビリテーション処方・指示が出た場合，リハビリテーション専門職（理学療法士，作業療法士，言語聴覚士）は患者さんの機能・能力評価を行い，問題点の抽出，それに対するリハビリテーションプログラムを作成します．

　通常は，数日以内にその患者さんのリハビリテーションに携わるリハビリテーション専門職が集まり，**評価会議**を行い，意見を出しあい，ゴール設定（短期目標・長期目標）を決め，問題点やリハビリテーションプログラムの修正を行います．患者さんが退院するまでの間，2週間〜1ヵ月に1回程度，定期評価会議を行いゴール設定の見直しやプログラムの修正を繰り返し行います．また，リハビリテーション専門職以外にも，薬剤師，看護師，管理栄養士が関与し，患者さんの入院中の治療を補助しながら，入院生活を支えます．退院にあたっては退院後の生活を考慮したうえで，必要な支援を受けられるように調整します．その際にソーシャルワーカーなどの職種が，地域の社会資源について調べ，地域の専門職（ケアマネジャー，介護福祉士など）との調整をします．患者さんが児童や学生の場合には，学校の教師などとも連携が必要な場合があります．また，就業を目指している場合などは職能訓練などとつなげていく必要もあります（**図3-7**）．

a）患者教育・家族教育

　リハビリテーション医療においては，急性期では患者さんは病気や外傷が発症したばかりですので，各専門職の指示どおりに訓練を行う受け身的な立場です．しかし，回復期や生活期に移るにしたがって，自らの目標に向かって自らの意思で，主体的に訓練を行っていく必要があります．また，患者さんが自分

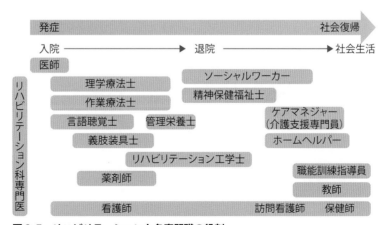

図3-7　リハビリテーションと各専門職の役割
評価会議を繰り返すなど，綿密な連携が必要．

でできることは，他人に頼らずに自分でできるようにしなくてはなりません．そのように患者さんを導いていく，教育的指導も各専門職には必要です．これを**患者教育**といいます．患者教育は各専門職が専門的な立場から，患者さんに適切な情報を伝え，健康維持や活動向上や社会参加に導いていくことが必要です．

　同様に，患者さんの家族に対しての指導も重要です．患者さんが病院を退院したあとは，ご家族と過ごす時間が増えていきます．患者さんにもっとも身近な存在がご家族になります．ご家族が患者さんの病気や外傷について知ることはもちろんですが，それから生じるさまざまな障害について十分に理解しておくことは，退院後の生活をよりよいものにするためにも重要です．患者さんへの接しかたや社会のサポート体制のしくみなどをご家族に理解してもらう機会として，**家族教育**などを目的とした**家族教室**などがあり，定期的に開催している病院，施設もあります．リハビリテーション専門職はこのような場でも専門職としての立場で指導する必要があります．

練習問題

1. チームを構成するメンバーにもっとも互換性があるチームは次のうちどれでしょう.

①プロ野球チーム
②テレビ番組のクイズチーム
③医療専門職チーム
④オーケストラチーム
⑤高層ビルの建築チーム

解説　②
　　チーム構成メンバーの役割の専門性が高まるほど互換性がなくなります.

2. 医療パターナリズムが生じやすいチーム形態は次のうちどれでしょう.

①超職種型
②医学モデル
③多職種参加型
④多職種連携型
⑤リハビリテーション型

解説　②
　　医師が判断し処方，指示を出すことで他職種はその指示にしたがうとする形のモデルです．他職種間の連携や協調性が困難になりやすく医療パターナリズムに陥りやすいです.

3. チーム医療が良好に機能する条件として適切なのは次のうちどれでしょう.

①医療パターナリズムが存在していること
②患者さんへ治療内容の秘密が徹底されていること
③治療計画は絶対に変更されないこと
④自由に意見を述べる環境にあること
⑤責任を分散させること

> **解説**　④
> 　自由に意見が述べあえる環境にあることが重要です.

4. 医療現場で行われる多職種間カンファレンスの説明で適切なのは次のうちどれでしょう.

①医師の独断的な決定が望まれる
②医療職間の以心伝心が重要である
③多職種間で情報の共有化が可能である
④他職種間での競合する意見は出さない
⑤少なくとも3年以上の医療現場経験者の参加が望ましい

> **解説**　③
> 　カンファレンスの意義は情報の共有化にあります. 医療現場で以心伝心は絶対に行ってはなりません. 言葉で確認しあうことが必須です.

5. 次の職種のうち, 国家試験のない職種はどれでしょう.

①看護師
②言語聴覚士
③義肢装具士
④介護福祉士
⑤ケアマネジャー

> **解説**　⑤
> 　ケアマネジャーの資格は都道府県の認定です.

『活動を育む』リハビリテーション医学とは

4-1. 活動とは

4-1-1. "動く"とは？

　地球上には多くの生物が生存していますが，大きく2つに分けることができます．植物と動物です（**図4-1**）．2つの違いは動くことです．植物の中にも動くことができるものもいますが，多くの場合は，ある場所に根をはると自分の力ではその場所から移動することはできません．外敵が襲来して，その場所が生命を維持していくうえで不利な環境になったとしてもその場から逃げることも，快適な場所に移動することもできません．しかし，動物は移動することが可能です．外敵が襲来すれば逃げることもできますし，環境がわるくなればより快適な環境を探して移動することもできます．人間も動物ですので動くことができます．肘を曲げたり，肩を上げたり，首を回したり，膝を伸ばしたりすることができます．

4-1-2. "動く"から"活動"へ

　しかし，ただ意味もなく体を動かすわけではありません．体を動かすのには，なにかをやりたいという欲求や目的を伴います．たとえば，おなかが空いたらおにぎりを食べたいという欲求が生じ，おにぎりを買うためにお店まで歩くと

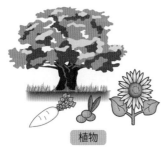 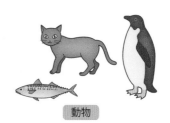

植物　　　　　　　　　　動物

図4-1　植物と動物

いう動きをします．朝，学校に行く前に身だしなみを整える目的で，髪の毛をとかしたり，歯を磨いたり顔を洗ったりする動きをするのです．

　このように，欲求や目的を伴った動きのことを「いきいき（活き活き）とした**動き**」という意味で，「**活動**」と呼びます．活動は欲求や目的を伴いますので脳の働きが重要であり，脳の働きに障害が生じると活動にも影響を及ぼします．たとえば，脳の働きに障害が生じると，意欲が低下し，自発性が乏しくなるのでほかの人が促さないと活動が低下します．

　活動には「日常での活動」，「家庭での活動」，「社会での活動」があります．前二者が ICF（国際生活機能分類）（図 2-7 参照）での活動にあたります．「社会での活動」は活動が社会に向かって拡大していくことを意味しますが，一方，他者とのかかわりや，環境などによって活動がうまく行えなくなる場合もあります．この「社会での活動」は ICF での参加にあたると考えられます．

　人が活動する究極の目的は，外敵から逃げ，適した環境に移動し，社会の中でよりよく生きていくことです．よりよく**生**きていくための**活動**が，すなわち「**生活**」です．よりよく生きていくために，私たちはさまざまな活動を行っています．それが，「日常での活動」，「家庭での活動」，「社会での活動」であり，それらをうまく行うことで，私たちの生活は営まれています（**エッセンス 4-1**）．

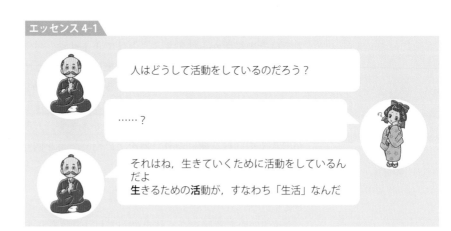

エッセンス 4-1

人はどうして活動をしているのだろう？

……？

それはね，生きていくために活動をしているんだよ
生きるための**活動**が，すなわち「**生活**」なんだ

4-2.　人間が動くしくみ

　それでは，人間の体はどのように動いているのでしょうか．人間の動くしくみについて解説をします．

4-2-1.　筋骨格系

　体を支えているのは骨です．骨はコラーゲンなどのタンパク質からできた骨皮質とカルシウムなどのミネラルが結合してできています．形状によって，長管骨，扁平骨，短骨，種子骨などに分類されます（**図 4-2**）．長管骨は**図 4-3** のような形状をしています．成長期には骨端と骨幹端の間に骨端成長軟骨板があり，長軸方向の成長に関与していますが，成人になると閉鎖します．骨幹部は

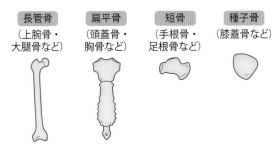

図 4-2　骨の形状分類

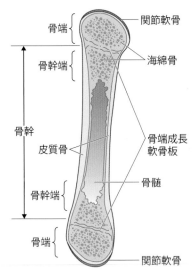

図 4-3　長管骨の形状

骨組織が密につまった硬い皮質骨で覆われ，その中に骨髄が存在します．骨幹端，骨端は空洞の多い海面骨でできており，毛細血管が多く存在します．

a）関　節

　人間が動くためには，骨が体を支えてくれることが重要です．しかし，骨だけがあっても体は動きません．人間が動くためには骨と骨が連結して曲げたり（屈曲），伸ばしたり（伸展）することが必要です．この骨と骨が連結された部分を関節（**図 4-4A**）といいます．

　関節は，**図 4-4** のように，骨と骨が，靱帯とその内側の関節包（滑膜）によって結び付いた部分であり，関節包内は関節液（滑液）で満たされています．関節包の中の骨端には軟骨（厚さ 1〜4 mm）組織（**図 4-4B**）があり，骨同士が衝突するのを和らげるクッションの役割をしています．この軟骨組織には血管・リンパ管・神経組織はなく，きわめて滑らかな構造であり，摩擦係数はアイススケートの何百分の 1 といわれています．

　関節には，可動関節（**図 4-5**）と不動関節があります．可動関節は円滑に動くことができます．可動関節は骨の骨端の形状や重なり具合によって，屈曲，伸展だけではなく，外転，内転，外旋，内旋などいろいろな動きができるもの

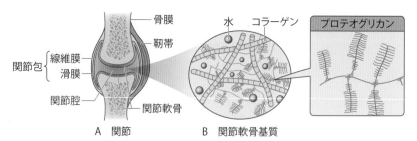

図 4-4　関節軟骨基質の構造とプロテオグリカン

プロテオグリカンはタンパク質にムコ多糖が結合したものです．ムコ多糖にはコンドロイチン硫酸鎖とケラチン硫酸鎖があり保水力をもちます．

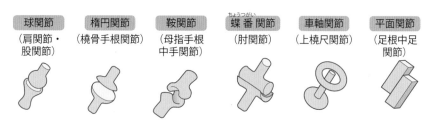

図 4-5　可動関節の種類

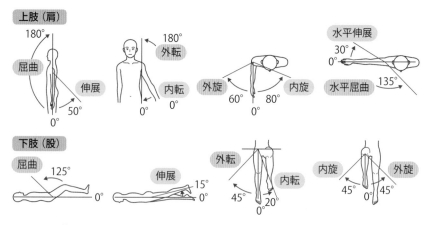

図 4-6　関節可動域

［関節可動域表示ならびに測定法（日本整形外科学会・日本リハビリテーション医学会，1995）より抜粋］

があります．また，靭帯の付きかたによって関節の動きを制限している場合もあります．各々の関節の動きはおおよそ決まっており，関節可動域（**図 4-6**）と呼んでいます．これは測定方法が決まっていますのでそれにしたがって測定することが大切です．関節の動く範囲によっては活動が制限されてしまうことがあり，どの関節がどのような動きをできるか，どのような動きができないのかを知ることは活動を診断・治療するうえで非常に重要なことです．

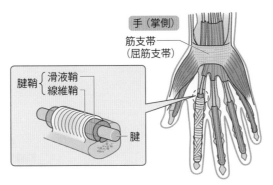

図4-7　腱と腱鞘

b）腱

　関節によって骨が2つ連結されれば，動くことができるのでしょうか？　答えはノーです．関節だけでは動くことはできません．骨に筋がついて，それが収縮することで動くことができます．筋と骨とをつなぐ役割が腱です．腱は効率よく筋の収縮力を関節の動きに伝えるようにできています．

　たとえば指の関節を動かす場合，指が屈曲，伸展するのは筋の収縮の力が腱によって伝わったからです．その際，手関節から肘関節の間にある前腕のあるいは前腕にある筋が収縮していることに気づいたでしょうか？　つまり，指を屈曲，伸展するときの筋は，手や指だけにあるのではなく，前腕部分にもあります．筋から動かしたい関節まで効率よく力を伝えているのが腱です．手指の腱は長いため，より効率よく力が伝わることが必要であり，腱のまわりを腱鞘が取り囲んでいて，そのトンネルの中を腱が通過する構造になっています（**図4-7**）．手や指を使いすぎて，この腱鞘の部分が腫れたり，痛みが出たりして，関節が動かしにくくなったのが腱鞘炎です．

c）筋

　腱を介して関節を動かす力を出すのが筋です．筋には，自分の意志で動かすことができる随意筋（骨格筋）と，自分の意志では動かすことができない不随意筋（平滑筋）に分けられます．随意筋は，顕微鏡でみると縞模様がついてみえるので横紋筋と呼ばれています．さらに，筋は筋線維→筋原線維となり，筋原線維には顕微鏡で暗い部分（A帯）と明るい部分（I帯）がみられます．A帯は主にアクチンフィラメントとミオシンフィラメントからなり，I帯はアクチンフィラメントからなります．また，I帯は暗いZ帯で分けられ，A帯の中央にはいくらか明るいH帯がみられます．Z帯とZ帯の間を筋節（サルコメア sarcomere）と呼んでいます（**図4-8**）．

4-2-2. 神経系

　骨が2つ連なって関節ができ，筋の力が腱によって関節に伝わるため，筋が収縮すれば関節は動くようになります．しかし，屈筋と伸筋が同時に収縮した場合，関節は動くのでしょうか？　力の大きさが同じなら動きません．すなわち，筋骨格系のみでは，うまく動くことはできません．自分の意志のとおりに

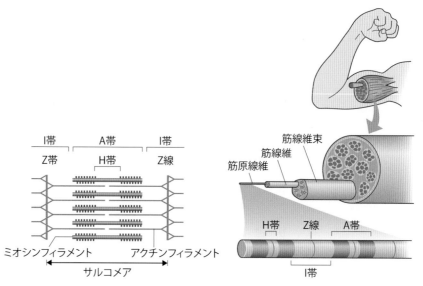

図4-8　筋

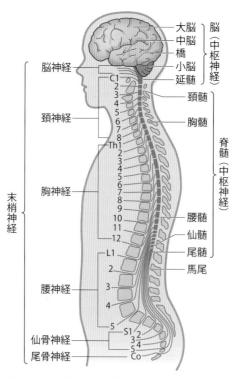

図4-9　中枢神経と末梢神経

　関節を屈曲，伸展するためには，屈筋と伸筋を収縮させたり，弛緩させたり自由にコントロールすることが必要です．これが神経系です．

　神経は，大きく分けて中枢神経と末梢神経（**図4-9**）があります．中枢神経は脳と脊髄です．末梢神経は，脳から直接出ている脳神経（ただし嗅神経と視

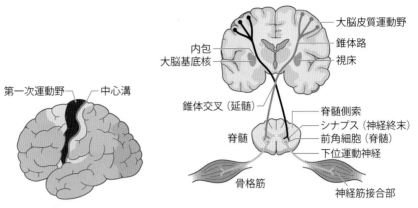

第一次運動野　中心溝

大脳皮質運動野
錐体路
視床
内包
大脳基底核
錐体交叉（延髄）
脊髄側索
シナプス（神経終末）
前角細胞（脊髄）
下位運動神経
脊髄
骨格筋
神経筋接合部

図 4-10　錐体路

神経は中枢神経に入れる場合もあります），脊髄から出る体性神経です．末梢神経はさらに運動神経と感覚神経，自律神経に分けられます．運動神経は脳からの命令を筋に伝える役割をしており，人間が動くときに活躍している神経です．感覚神経は皮膚や内臓，筋内にある感覚受容器などからの刺激を脳に伝える神経です．四肢体幹の末梢部分では末梢神経は細くなり，別々の組織に分散しているのですが，中枢神経に近づくとだんだん神経が集まるようになって太くなり，脊髄の近くでは神経根を形成します．ある程度太い末梢神経では運動神経や感覚神経，または自律神経が混在しています．しかし，中枢神経では，運動神経，感覚神経の通り道は分かれています．たとえば運動神経は，大脳の中心溝という溝の前にある部分（第一次運動野）にある神経細胞から出ており，大脳基底核の内包をとおり，延髄で交差する神経は反対側の脊髄側索を通過し，延髄で交差しない神経は同側の前皮質脊髄路をとおっていきます．この運動神経の通り道を錐体路（**図 4-10**）といっています．また，この錐体路を走っている運動神経を上位運動神経（上位運動ニューロン）といっています．この神経は，脊髄に入ってある高さ（髄節）に達すると側索から外に出て，脊髄前角に入ります．そこで，末梢神経の神経細胞に接続（シナプス）して，下位運動神経（下位運動ニューロン）となって，支配する筋までつながっているのです．

　脳によって形成された意思や欲求の信号が，第一次運動野に到達すると，錐体路を形成する神経細胞が刺激され，その信号が錐体路の上位運動神経を伝わって下降し，脊髄前角でシナプスを介し下位運動神経を刺激し，神経と筋のつながっている部分（神経筋接合部，**図 4-11**）にまで到達します．そこまで信号刺激が伝わると，神経の末端部分からアセチルコリンという物質が分泌され，筋側のアセチルコリン受容体に結び付き，筋収縮が開始されます．しかし，この錐体路だけの信号刺激では筋はおおざっぱでぎこちない動き（粗大運動）になりますので，錐体外路や小脳からの神経，感覚神経が総合的に補っています．そして円滑で無駄のない動きへと修正しながら，また誤った動きを正しい動きにしながら，自分の意思や欲求にあった，合目的的な動きに調整している

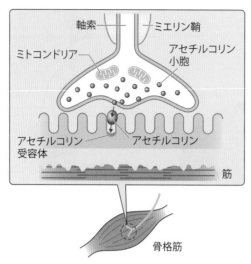

図4-11　神経筋接合部

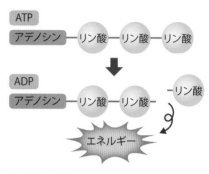

図4-12　ATP
ATPはアデノシンに3つのリン酸が結合した物質です．1番外側のリン酸と真ん中のリン酸を結ぶ結合が外れる際に放出されるエネルギーを使って人間は活動しています．

のです．

4-2-3. エネルギー供給系

　これで，人間の体は動くようになったでしょうか？　骨・関節・筋・腱のような筋骨格系，それをコントロールする脳・脊髄などの中枢神経，末梢神経などの神経系があると，体は動くことができます．しかし，完璧ではありません．もう1つ必要なものがあります．自動車や電車を考えてみるとわかりやすいかもしれません．自動車や電車では，車輪やエンジン，モーターが筋骨格にあたります．ハンドルやブレーキを操作する運転手が神経系です．エンジンを動かすためには，ガソリンや電気が必要です．人間が動くためにもこのガソリンや電気と同じように，エネルギーが必要です．筋を収縮させるエネルギーがATP（アデノシン三リン酸，**図4-12**）という物質です．この物質は，私たちが毎日食べている食物からつくられています．まずは，食物がどのように体内に取り込まれ，栄養素となり運ばれるのかみていきましょう．

a）消化器系

　私たちは，毎日食物を食べています．食物は口の中に入れられ，歯で噛み砕かれ舌でこねられ，唾液と混ぜられて，食物の塊（食塊）ができます．この運動を咀嚼といいます．そして，適度の大きさとやわらかさをもった食塊は，舌の運動で喉の奥（咽頭）に送り込まれ，嚥下反射によって飲み込まれます．これを嚥下といいます（**図4-13**）．食塊は食道を通過し，胃に運ばれます．食道では蠕動運動が起こって，口から胃へ食塊を自動的に送り込みます．逆立ちして食べても，食塊は胃に送り込まれます．

　胃や十二指腸，小腸に送り込まれた食物はさまざまな消化酵素と混じりあい，吸収しやすい分子まで分解されます．炭水化物はブドウ糖など，タンパク質はアミノ酸など，脂肪は脂肪酸などに分解されて主に小腸で吸収されます．小腸で吸収された栄養素は毛細血管の血しょう中に入ります（**図4-14**）．

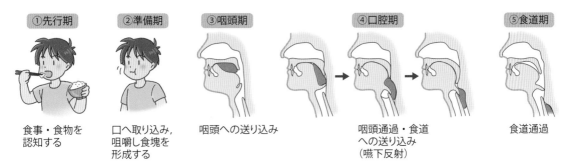

①先行期　食事・食物を認知する

②準備期　口へ取り込み，咀嚼し食塊を形成する

③咽頭期　咽頭への送り込み

④口腔期　咽頭通過・食道への送り込み（嚥下反射）

⑤食道期　食道通過

図 4-13　嚥下の過程

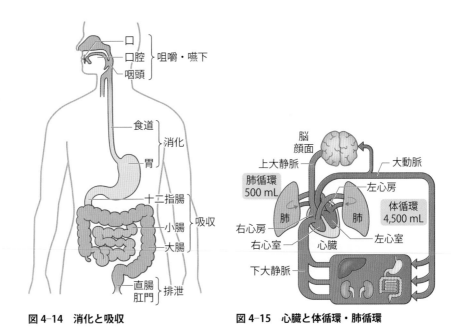

口
口腔　｝咀嚼・嚥下
咽頭

食道
　　｝消化
胃

十二指腸

小腸　｝吸収
大腸

直腸　｝排泄
肛門

図 4-14　消化と吸収

脳
顔面
上大静脈
大動脈
肺循環　500 mL
左心房
体循環　4,500 mL
右心房
肺　　肺
右心室　左心室
心臓
下大静脈

図 4-15　心臓と体循環・肺循環

b）循環器系・呼吸器系

　血しょう内に入った栄養素は門脈をとおって肝臓に送られたあと，血液の流れ（血流）によって，必要な組織に届けられます．この血液の流れをつくっているのが心臓です．心臓は収縮することによって，心臓内の血液を送り出すポンプの役割をしています．

　ヒトの心臓は，4つの部屋に分かれており，それぞれ，右心房・右心室，左心房・左心室と呼ばれています．体中を巡回した血液は，大静脈から右心房に入り，右心室に行き，肺動脈をとおって肺に行きます（肺循環）．肺に行った血液は，肺胞という部分で，肺胞の中の酸素を血液の中の赤血球のヘモグロビンに取り込むと同時に，血しょうの中に溶け込んだ二酸化炭素を肺胞の中に出します．そして，酸素が十分にあり，二酸化炭素の少ない血液（動脈血）にします．外界から酸素を取り込み二酸化炭素を放出する（外呼吸）のが肺などの呼吸器系です．肺から帰ってきた血液は，左心房をとおり左心室に行って，大動脈に送られ全身を循環します（体循環）（**図 4-15**）．このように4つの部屋があ

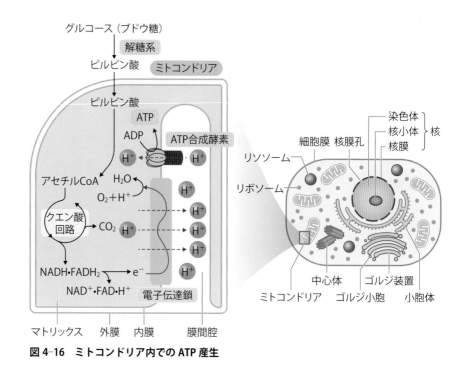

図 4-16　ミトコンドリア内での ATP 産生

るので，二重の循環経路（肺循環と体循環）を1回の収縮で行うことができ，効率よく動脈血や栄養素を各組織に送り，老廃物や静脈血（酸素が少なく二酸化炭素の多い血液）を回収し，肝臓や腎臓，肺などに送ることができるのです．

c）ATP の産生

　さて，血管に入った栄養素からエネルギーである ATP はどのようにつくられるのでしょうか？　ATP は細胞内にあるミトコンドリアでつくられます（**図 4-16**）．血流によって運ばれてきたブドウ糖はミトコンドリアの中で，さまざまな酵素（脱水素酵素・脱炭酸酵素など）によって，水素や二酸化炭素が抜き取られながら，さまざまな物質に変化していきます．このとき二酸化炭素は再び血液内に溶け込み，循環系で肺に送られ排出されます．取り出された水素（水素イオン）はミトコンドリアの膜の外側と内側に送り出され，その濃度差が生じて，水素イオンが元の濃度に戻ろうとする力を利用して ATP 合成酵素が ADP を ATP に変換し，エネルギーを ATP の中に蓄えていくのです．あまった水素イオンはそのままにしておくと体が酸性になってしまいますので（アシドーシス），水素イオンは血液の赤血球内のヘモグロビンに結び付いて送られてきた酸素と結合し水になります．このようにして，筋を動かすエネルギーである ATP はつくられます．

　ATP をつくりだすためのエネルギー供給系は，消化器系，循環器系，呼吸器系など体全体の機能がお互いにうまく働くことで成り立っています．

4-2-4. 筋の収縮様式

　筋が収縮するためには ATP が必要なのですが，ATP がどのように作用して筋

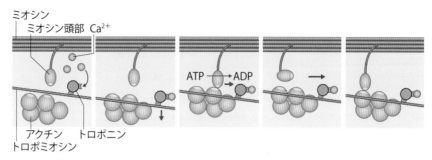

ミオシン
　ミオシン頭部 Ca²⁺

ATP → ADP

アクチン　トロポニン
トロポミオシン

図 4-17　筋収縮の様子（ミオシン頭部とアクチン）

収縮が起こるのか，全体が解明されているわけではありません．おおよそわかっていることを解説します．

　筋が収縮するのは，筋肉をつくっている筋線維が収縮するためですが，筋線維をもっと細くしていくと，アクチンとミオシンというタンパク質になります（図 4-8 参照）．ミオシンには丸いミオシン頭部があって，この部分がアクチンと結び付くとこの部分が動いてアクチンを引き寄せます．これによって，アクチンはミオシンの間にすべりこみ，筋の収縮が生じるのです．しかし，いつも収縮していては困りますから，なにもしていないときは，トロポニンという物質が間に入って，両者が結合するのを邪魔しているのです．ところが，脳からの命令が末梢神経を伝わって，神経と筋肉が結び付く神経筋接合部に到達すると，神経終末からアセチルコリンが分泌されます．アセチルコリンは，筋細胞側のアセチルコリン受容体に結び付きます．これにより筋細胞に脱分極（電気的な興奮）を生じさせ，その興奮によって筋小胞からカルシウムイオンが出てきます．このカルシウムイオンがトロポニンの一部と結合すると，間に入っていたトロポニンが移動し，ミオシン頭部とアクチンが結合するようになるのです．ミオシン頭部には ATP を分解する酵素が入っており，ATP が ADP とリン酸に分解されるときに生じるエネルギーによって，頭部が動き，筋収縮が生じるといわれています（**図 4-17**）．

　私たちは体を動かして欲求や目的を達成しています．動くことについてなにも考えず，無意識に体を動かしていますが，体を動かすためには，筋骨格系のみでなく，神経系，エネルギー供給系が歯車のようにうまくかみあうことで動かすことができるのです．

4-3.　歩行と移動

　動物の活動の 1 つに A 地点→B 地点へと場所を変える「移動」があります．移動には動物によってさまざまな手段があります．鳥類は空を飛ぶことで移動しますし，魚類は泳ぐことで移動します．人間の場合は歩行を行います．人間の歩行は，二足歩行でありほかの動物にはみられない独特の移動方法です．歩行は，一定のパターンで生じ，反復・連続した活動であり，高度に自動化した運動です．全身の筋骨格系の共働と神経系との協調によって成り立っており，

個人差がほとんどなく，普遍的で，共通パターン・ほぼ同じ成長過程を呈します．走行でも移動することができますが，歩行よりもエネルギー消費が大きく，通常は歩行とくらべ長時間の移動には適しません＊．

歩行は，足底面が床に触れている立脚相 stance phase と，足底面が床から離れている遊脚相 swing phase に分けられます（表4-1）．さらに，立脚相は，踵が床に着く踵接地 heel contact，足底全体が床に接地する足底接地 foot flat，立脚中期 mid-stance を経て，踵が床から離れる踵離地 heel off，つま先が床から離れる足尖離地 toe off に分けられます．また，遊脚相は，下肢が体幹の後方にある加速期 acceleration，下肢が体幹の真下にある遊脚中期 mid-swing，下肢が体幹の前方に振り出される減速期 deceleration に分けられます．

1歩行周期は，一方の下肢の踵が接地してから再び同じ側の下肢の踵が接地するまでをいいます（図4-18）．1つの下肢については，立脚相が約60％，遊脚相が約40％ですが，歩行には両方の下肢が同時に接地している両脚支持期が約10％存在します．1歩は一方の下肢の踵が接地してからもう一方の下肢の踵がつくまでであり，1歩行周期は2歩分にあたります．また，歩行サイクルにおける両踵間の幅を歩隔（図4-19）といい，1分間あたりの歩数（step/分）を歩行率（ケイデンス）といいます．歩行を決定する因子（表4-2）として骨盤の回旋，骨盤の傾斜，立脚相の膝屈曲，足・膝関節のメカニズム，骨盤の側方移動があります．とくに立脚期の膝の屈曲は重要であり，1歩行周期の間に膝関節は2回屈曲 double knee action します．

ちなみに歩行と走行の違いは，両側の下肢で接地する時期（両脚支持期）があるかないかで決定されます．走行にはなく，歩行にはあります．競歩の場合にはあくまでも歩行ですので必ず両脚支持期がなくてはなりません．

表4-1　歩行の相

立脚相	遊脚相
踵接地	加速期
足底接地	遊脚中期
立脚中期	減速期
踵離地	
足尖離地	

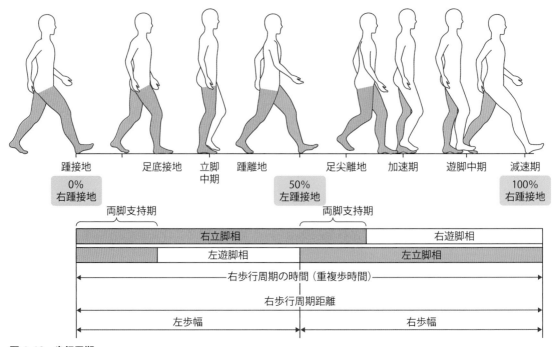

| 踵接地 | 足底接地 | 立脚中期 | 踵離地 | 足尖離地 | 加速期 | 遊脚中期 | 減速期 |

| 0%
右踵接地 | | | | 50%
左踵接地 | | | 100%
右踵接地 |

両脚支持期　　　　　　　　　　　　両脚支持期

右立脚相　　　　　　　　　　　　　　右遊脚相

左遊脚相　　　　　　　　　　左立脚相

右歩行周期の時間（重複歩時間）

右歩行周期距離

左歩幅　　　　　　　　　右歩幅

図4-18　歩行周期

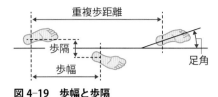

図 4-19　歩幅と歩隔

表 4-2　歩行を決定する因子

①骨盤の回旋	左右に各 4°，合計 8°回旋．最大内旋位は踵接地時，最大外旋位は遊脚初期に起こる
②骨盤の傾斜	遊脚期の骨盤が約 5°下方に傾斜
③立脚期の膝屈曲	踵接地で膝は完全伸展，全足底接地に膝は 15°屈曲，完全荷重の中間で再度伸展，遊脚期に屈曲
④足・膝関節のメカニズム	立脚期に両関節の屈曲伸展が同期して行われ，下肢長が調整されることで重心の上下動を減少させる
⑤骨盤の側方移動	片脚立位時に骨盤は立脚肢側に移動するが，膝の生理的外反と股関節の内転で側方への移動が小さくてもバランスが保たれる

4-4. 活動から日常生活活動（ADL）へ

　生きるための活動が生活であると話しました．それでは，私たち人間は生活の中で，どのような活動をしているのでしょうか？　と問われても，すぐに答えが出てきません．私たちは人間として生活の中でさまざまな活動をしているはずなのに，改めて「どのような活動をしているの？」と問われるととまどってしまいます．なぜでしょう？　それは私たちがなんでも簡単にできてしまう体をもっているからです．少なくとも日常生活の中で行うことは苦労をせずにすぐにできてしまいます．すぐにできてしまうから，あえて考えなくても，意識しなくてもできてしまうので，意識に残らないのですぐに答えられないのです．

　読者のみなさんは，将来，理学療法士，作業療法士になって障害をもった人たちのためにさまざまなリハビリテーションを行っていかなくてはなりません．身体・精神に障害をもつと，今まで意識しなくても簡単にできていたことができなくなってしまいます．このような人たちがなにができなくて困っているのかを理解するためには，私たちが意識しなくてもできている日常での活動を知らなくてはなりません．朝，目を覚ましてから，1 日なにをして過ごしているのか，1 つひとつの活動を意識しながら過ごしてみましょう．

　さて，改めて，「朝，目を覚ましたら 1 日なにをして過ごしているのでしょうか？」．「朝，目を覚ましたら？」と聞かれたら，「食事をする」と答える人が多いかもしれません．でももう一度，朝のことを思い出してみてください．朝，目を覚ましてすぐに食堂で食事をしたでしょうか？　朝，目を覚まして食堂に行くまでの間に，実はいろいろな活動を行っているのです（**エッセンス 4-2**）．

エッセンス 4-2

朝，目を覚ましたらなにをする？

えーっと，ごはんを食べて，着替えをして…

本当にそうだろうか？　なにか忘れてないかなあ？　今回はここのところを話そう

　朝，目を覚ましてから，食堂に行くためには，体を寝ている状態から起こさなければなりません（起き上がり）．また，その前に体を起こしやすくするために体の向きを変えなくてはいけません（寝返り）．そのあと，座位の姿勢を取って（座位保持），立ち上がり（起立），そして立位姿勢を保ち（立位保持），そして歩行してやっと食堂に行くことができます．これは，あたりまえのことなのですが誰もが，毎日欠かさず普遍的に行っている活動なのです．この活動のことを基本（的）活動（**図4-20**）と呼んでいます．私たちが生まれてから約1年をかけて獲得してきた活動です．何度も何度も繰り返し，何度も失敗しながらこの活動を乳幼児期に身に付けてきたのです．そして，この身に付けた活動を私たちは毎日毎日，繰り返しているわけです．

　この基本的活動を行って，歩行をして，食堂に行って食事をとります（食事）．洗面所で顔を洗ったり，歯を磨いたり，髪の毛をとかしたり，ひげをそったりします（整容）．シャワーや風呂に入る（入浴），トイレに行って尿や大便をする（トイレ），パジャマを部屋着や外着に着替える（更衣）などの活動をし

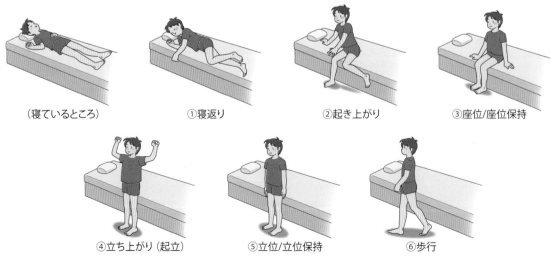

（寝ているところ）　　①寝返り　　②起き上がり　　③座位/座位保持

④立ち上がり（起立）　　⑤立位/立位保持　　⑥歩行

図4-20　基本（的）活動

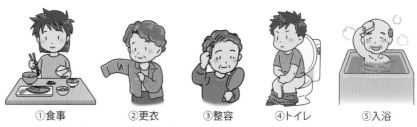

①食事　　②更衣　　③整容　　④トイレ　　⑤入浴

図 4-21　（基本的）日常生活活動（[B] ADL）

ます．これらの活動のことを，さきほどの基本的活動を含めて，（基本的）日常生活活動（[B] ADL，**図 4-21**）と呼んでいます．

　それ以外にも，私たちはいろいろな活動が可能です．食事の支度をしたり，洗濯や掃除をしたり，庭の手入れ，草むしり，買い物などの活動をします．これらの活動は，さきほどの（B）ADL とは違います．（B）ADL は，自分自身が行うか，あるいはほかの人に手伝ってもらいながら自分自身が行う必要のある活動です．言い換えると，他人に代わってもらうわけにはいかない活動です．「おなかがすいてごはんが食べたいけれど，足が痛くて食堂に行くことができないから，僕の代わりにごはんを食べてきて」，「僕の代わりに服を着替えて」，「僕の代わりにトイレにいってきて」．これらは，すべて代行ができません．しかし，洗濯や掃除，庭の手入れ，草むしり，買い物などの活動はほかの人に代わってもらうことが可能です．後者のような他人に代わってもらうことが可能な活動を日常生活関連活動 activities parallel to daily living（APDL），手段的日常生活活動 instrumental activities of daily living（IADL）と呼んで，ADL とは区別しています．

　ADL は，普遍的に誰もが行っている活動として，リハビリテーション医療の中ではこの活動ができるかどうか診断をしたり，再獲得するためのアプローチを行っています．ADL を診断する手段としてバーセルインデックス Barthel Index（BI，**表 4-3**）と機能的自立度評価法 functional independence measure（FIM，**表 4-4**）があります．前者は，やらせてみてできるかどうかという主に**できる** ADL の診断に用い，後者は，患者さん自らの意思で行っているかという主に**し**

表 4-3　バーセルインデックス（BI）

	項目	部分介助	自立
1	食事	5	10
2	移乗	5〜10	15
3	整容	0	5
4	トイレ	5	10
5	入浴	0	5
6	歩行 （車いす）	10 (0)	15 (5)
7	階段	5	10
8	更衣	5	10
9	排便	5	10
10	排尿	5	10
		BI 合計（100）	

表 4-4　機能的自立度評価法（FIM）

	項目		項目		機能評価点数
A	食事	N	理解	7	完全自立
B	整容	O	表出	6	修正自立
C	清拭	P	社会交流	5	監視/準備
D	更衣上	Q	問題解決	4	最小介助
E	更衣下	R	記憶	3	中等度介助
F	トイレ動作			2	最大介助
G	排尿			1	全介助
H	排便				
I	ベッド移乗				
J	トイレ移乗				
K	浴室移乗				
L	歩行				
M	階段				

（左列縦書き：運動機能中心）　（中列縦書き：認知機能中心）

ている ADL の診断に利用されます（**エッセンス 4-3**）.

エッセンス 4-3

活動って人間の体の機能のすべてでするんですね

そう，体の機能のすべてがうまく組みあわさって人間の活動はできているんだ

練習問題

1．手指の関節で正しいのは次のうちどれでしょう．

①顆状関節
②蝶番関節
③平面関節
④車軸関節
⑤鞍関節

解説　②
蝶番関節です．

2．軟骨について正しいのは次のうちどれでしょう．

①栄養は毛細血管によってもたらされる
②損傷は自然修復される
③摩擦係数はアイススケートより小さい
④神経が網目状に存在する
⑤50%以上が軟骨細胞でしめられる

解説　③
軟骨には毛細血管・神経・リンパ管はありません．自然修復はされません．

3．筋収縮について正しいのは次のうちどれでしょう．

①アクチンがミオシンを引き寄せる
②ミオシン頭部で ATP は ADP に分解される
③トロポミオシンに亜鉛イオンが結び付くと筋収縮がはじまる
④ミオシン頭部とトロポミオシンが結び付くと筋収縮がはじまる
⑤アセチルコリン受容体にアセチルコリンが結合すると筋小胞にカルシウムイオンが吸収される

解説　②
　ミオシン頭部がアクチンと結び付き，アクチンを引き寄せます．アセチルコリン受容体にアセチルコリンが結合すると筋小胞にカルシウムイオンが放出されます．

4. 神経筋接合部で神経の刺激を筋に伝える物質は次のうちどれでしょう.

①アドレナリン
②L-DOPA
③GABA
④アセチルコリン
⑤水素イオン

解説　④
　　神経終末からアセチルコリンが分泌され，筋側のアセチルコリン受容体に結合することで伝達されます.

5. ATP がつくられる部位で正しいのは次のうちどれでしょう.

①葉緑体
②T 細胞
③ゴルジ体
④筋小胞体
⑤ミトコンドリア

解説　⑤
　　ATP は主にミトコンドリアでつくられます.

6. 正常歩行で正しいのは次のうちどれでしょう.

①両脚が接地していない時間がある
②立脚相は足尖接地からはじまる
③立脚中期で膝関節は屈曲する
④遊脚相の前半に減速期がある
⑤1 歩行周期は 1 歩である

解説　③
　　歩行は両脚が接地している時間があります. 立脚相は踵接地からはじまります. 立脚中期には膝は 10°屈曲するため, 1 歩行周期の間に膝は 2 回屈曲します.

7.（B）ADL に含まれるのは次のうちどれでしょう. 2 つ選びましょう.

①洗濯
②掃除
③歯磨き
④トイレ
⑤買い物

解説　③, ④
　　（B）ADL は食事・更衣・整容・トイレ・入浴です.

8．ADL の評価法は次のうちどれでしょう．2 つ選びましょう．

①バーセルインデックス（BI）
②ブルンストローム法
③MMT
④ウェクスラー検査
⑤機能的自立度評価法（FIM）

解説　　①，⑤
　　　　　　ADL の評価法は BI と FIM です．

リハビリテーションを
支える社会保障制度

5-1. 社会の中での生活：暮らし

　一般的に，**社会生活**とは行政や企業などに就職したり，専門の仕事をしたりすることで，食費・生活費などをまかないながら日常生活を送る社会人の生活のことを指します．しかし，「社会」という用語は多義的であり，広くは，ある集団や組織の一員としての営みという意味やある共通項（職種や居住地域，趣味活動など）によりほかの人々から区別された人の集まりをも意味します．つまり，複数の人々の間のつながり・結び付きという概念が，社会という用語の中には含まれています．

　その社会の中で暮らしているのは，社会人ばかりとは限りません．未就学の子供もいれば，職業生活から引退した高齢者もいます．また，すべての人々が健常な状態とは限りません．生まれつき，あるいは疾病や不慮の事故，加齢・老化などにより，心身機能が低下あるいは喪失したり，身体構造が変化したりする人もいます．そのような多種多様な人々が暮らす社会の中での生活では，単に生計を立てることだけが重要ではありません．障害をもつ人や高齢者をはじめ，社会を構成するすべての人々が日常生活や社会生活において**活動制限**や**参加制約**を受けずに，社会的役割や生きがいを周囲の人々と共有しつつ，その人らしく，安心して家庭生活・職業生活を送ることも重要です．

　日本国憲法第 25 条において「すべて国民は，健康で文化的な最低限度の生活を営む権利を有する」（**生存権**）と定められています．その生存権を保障するためのさまざまな法律とそれらにもとづいた医療・福祉制度が設けられています．リハビリテーションは，それらのあらゆる制度を社会資源として活用しながら，機能障害の回復を図るだけではなく，社会生活が困難な人々の生活の回復に向けて活動していかなくてはなりません．

5-2. 医療と福祉の違い

　数多くある制度のうち，とりわけリハビリテーション領域と関連が深く，活用頻度が高いのが医療と福祉です．医療と福祉は，それぞれが個別の制度です

が，密接に関連しあう制度でもあります．たとえば，高齢者の多くはなんらかの疾患を有すると同時に，加齢・老化により心身機能が低下し，生活に困難が生じていたりします．そのような場合，治療を受けながらリハビリテーションや介護をも受けなくてはなりません．そのため，医療と福祉は，疾病や障害，加齢などに伴う活動制限や参加制約を軽減し，円滑な日常生活や社会生活を営むうえで必要不可欠なものです．

人々の健康や幸せの維持・増進に向けた実践を展開していく過程においては，ある特定の分野における職種のみで取り組むには限界があります．とくに医療・福祉の患者さん・利用者の高齢化や重度化，複雑化が進む現代社会においては領域と専門性が異なる多職種が連携し，相互補完的にアプローチすることが求められています（**エッセンス 5-1**）．

エッセンス 5-1

リハビリテーションを行ううえで多職種が連携しアプローチすることが重要なのじゃ

それによって互いの専門性を活かしたチームアプローチを可能にするのですね

5-2-1.　医療

a）医療の定義

医療とは，狭義では医術を用いて病気やけがを診断し治療する，医の行為（medical care）のことを指しますが，広義では身体的・精神的な健康*に関するケア（health care）を意味します．その目的は，患者さんの病気やけがの治療のみにとどまらず，病気を予防し，人々の健康を維持もしくは増進することにあります．

b）日本の医療制度の歴史

かつて日本の医療は和漢薬などの**東洋医学**が中心で，漢方医などが自宅療養している患者さんを往診し薬を処方したり，**鍼灸**を施すことが一般的でした．しかし1868（慶応4/明治元）年1月からはじまった戊辰戦争において，東洋医学では戦傷病者の治療に限界があることが明らかになり，同年3月には，明治政府が近代西洋医学を採用する方針を発表しました．1874（明治7）年には，現在の医療法と医師法の萌芽となった，日本では初となる衛生行政と医療制度に関する各種規定を定めた近代的医事衛生法規である「医制」が文部省から発布されました．これにより西洋医学を基本とした医術開業試験が開始されるとともに，**医師免許**をもつ医師が一定の医療設備を整えれば，どこでも病院や診療所を開設することができる**自由開業医制**が認められ，多くの医療施設が整備されました．しかし，それらの多くは民間医療機関で，都市部に集中したため，

ここでいう「健康」とは，世界保健機関（WHO）が，その憲章の前文の中で示している「完全な肉体的，精神的及び社会福祉の状態であり，単に疾病又は病弱の存在しないことではない」ことを指します．

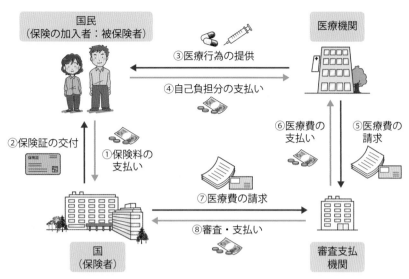

図 5-1　医療保険制度のしくみ
［健康保険組合連合会けんぽれん：医療保険制度の基礎知識〔https://www.kenporen.
com/health-insurance/m_knowledge/〕（最終確認 2021 年 12 月 1 日）をもとに作成］

農山漁村や人口過疎地などでは医療が普及しませんでした．そこで，医師・医療機関の開業に関する規制と，公的医療機関の整備を目的とした日本医療団の設立の 2 つを主な内容とした**国民医療法**を 1942（昭和 7）年に制定して対応しました．

　日本医療団は，医療機関の地域配置の不均衡を是正しようと全国に多数の医療機関を開設しましたが，供給不足の解消にはいたりませんでした．そこで，医療供給体制の確保を図り，国民の健康の保持に寄与するために**医療法**が 1948（昭和 23）年に公布されました．

　また，1922（大正 11）年に工場などの労働者を対象とする**健康保険法**，次いで 1938（昭和 13）年に農民や漁民，自営業者をも対象とする**国民健康保険法**，さらに，1958（昭和 33）年に国民健康保険法の全文が改正され，1961（昭和 36）年から実施されたことで，日本国民すべてが加入する**国民皆保険制度**が構築されました（**図 5-1**）．

　医療に関係する多くの法整備と制度が構築された結果，日本の医療体系の中心が近代西洋医学となり，医療が国民にとってより身近になることで**医療権**が保障され，今では医療技術の飛躍的進歩などと相まって日本人の平均寿命を押し上げることに寄与しています（**エッセンス 5-2**）．

エッセンス 5-2

日本の医療制度は，長い年月をかけて発展してきたのじゃ

歴史を振り返ると日本の医療制度がどのように発展していったのか理解しやすいですね

5-2-2.　福祉

a）福祉の定義

　福祉とは，語源的には「幸せ」や「豊かさ」，「福利」を意味しますが，必ずしもその定義は定まっていません．社会福祉，社会保障，公衆衛生を包括した概念として用いられたり，**社会福祉**と同義として使われています．

　福祉の理念には，公共サービスを活用して子供・障がい者・高齢者・生活困窮者など，社会的弱者を救済・支援するというものが含まれています．そのため，福祉が対象とする領域は，**児童福祉**，**障害者福祉**，**高齢者福祉**，**地域福祉**など広範にわたり，公共サービスも対象ごとに制度が整備されてきました．近年では，営利目的で福祉サービスを提供する民間企業や**非営利団体（NPO）**の経営について学ぶ福祉経営，障がい者や高齢者の情報・通信に関する科学技術を研究する福祉情報工学，福祉機器開発を行う福祉工学といった学問領域も勃興してきています．さらに，社会的弱者の心のケアをする福祉心理や，移動が困難な移動弱者が旅先において人権が尊重されながら自己実現が図れる観光と社会福祉が融合した**福祉観光**といった分野も拡がりをみせています．

b）日本の福祉制度の歴史

　日本の福祉は，明治政府が制定し，1874（明治7）年から1931（昭和6）年まで続いた公的救済制度である**恤救規則**からはじまるとされています．この規則は，前近代において天皇や幕府，藩によって慶弔時や自然災害，疾病流行などの際に行われた**慈恵救済制度**を再編して制定されました．慈恵救済制度は，身寄りがなく，近隣住民の保護が受けられない70歳以上の高齢者や13歳以下の孤児，重病者，障がい者などの「無告の窮民」を対象に米（のちに米代）を給付する制度でした．しかし，血縁・地縁による**相互扶助**（人民相互の情誼）の精神を基本としていたため，それに頼ることができない人々のみを救済する限定的な制度でもあり，実際に救済された人は限られていました．

　そのあと，いくつかの改正案が浮上するも実現せず，生活困窮が拡がる中，自然発生的に宗教や道徳思想にもとづく慈善活動・博愛活動などの民間社会活動が徐々に展開されはじめました．しかし，1927（昭和2）年の日本の**昭和金融恐慌**や1929（昭和4）年の**世界恐慌**により，失業と貧困がより深刻な社会的問題となったため，救貧を国家義務として**救護法**が制定され，1932（昭和7）年に施行されました．これにより救済対象者は65歳以上の老衰者や13歳以下の

幼者，妊産婦，身体障害者などのうち，扶養義務者が扶養できない者へと拡大されました．

　ところが，1939（昭和 14）年〜1945（昭和 20）年までの 6 年間にわたった第二次世界大戦により食料や住宅などが不足し，失業者，戦災者，傷病者，浮浪者などであふれかえり，多くの国民が困窮状態に陥りました．そこで，戦後日本に設置されていた**連合国軍最高司令官総司令部（GHQ）**が作成した無差別平等，国家責任における救済，公私社会事業の分離，救済費の無制限支出の 4 つを基本原則とする**公的扶助**（public assistance）に関する覚書 775 号にもとづき，日本国憲法に福祉が位置づけられるとともに，**生活保護法**，**児童福祉法**，**身体障害者福祉法**のいわゆる**福祉三法**が誕生しました．また，公的社会福祉事業と私的社会福祉事業がそれぞれ適正に運営される基礎を確立し，社会福祉の増進に寄与することを目的に，社会福祉事業法，現在の**社会福祉法**が制定されました．これらにより，日本の福祉サービスは国の責任を前提に，行政措置として，本来は国が行うべき福祉事業を民間の社会福祉法人に委託（**措置委託**）するという形で提供されるようになりました．

　1960 年代に入ると日本は高度経済成長期を迎え，国民の生活は豊かになっていきました．一方で，経済成長の恩恵を受けられない高齢者や障がい者，母子などがこの時代の社会的弱者となり，生活が困窮しはじめました．その窮状に対応するため，**精神薄 弱 者福祉法**（1998 年知的障害者福祉法に改称），**老人福祉法**，**母子福祉法**（1981 年母子及び寡婦福祉法，2014 年母子及び父子並びに寡婦福祉法に改称）が制定されました．これら 3 つに先述の福祉三法を加えたものを**福祉六法**（もしくは**社会福祉六法**）といい，現在の日本の（社会）福祉制度を支えています（**エッセンス 5-3**）．

エッセンス 5-3

日本の福祉制度は，社会情勢や人々の生活ニーズにあわせて発展してきたのじゃ

それによって，子供や障がい者，高齢者など，社会的に弱い立場にある人が心身ともに健康で自立した生活が送れるように支援するしくみとなっているのですね

5-3. リハビリテーション関連法規

　リハビリテーションは，医学的，教育的，職業的，社会的分野などにかかわり，急性期病棟や回復期リハビリテーション病棟，デイサービスなどで実施されることから，その対象者は多岐にわたります．そのため，リハビリテーション関連の法規の幅も広くなっています．そこで以下では，とくにリハビリテーション分野とかかわりが深い法規を中心に概説します．

5-3-1. 医療法

　日本の医療提供体制の根幹をなす法規として位置づけられているのが**医療法**です．1948（昭和23）年の制定当初は，医業を行う病院や診療所などの定義と業務区分，開設の許認可と管理体制，人的構成，構造設備の基準などを定めるにとどまっていました．しかし，そのあとの急速な高齢化や医療費の急増，医療技術の進歩，**介護保険制度**の導入など，医療を取り巻く環境の変化に応じて改定を重ねたことで，その規定は変化してきました．現在では，公的医療機関の設置・補助，医療法人に関する規制，患者の収容制限，医療監視員，医業・歯科医業における広告の制限，都道府県の医療計画などについても定められています．

　医療法の目的は，医療を受ける患者の利益の保護と国民の健康の保持に寄与することとされており，そのために良質・適切な医療の効率的な提供体制の確保を図るとしています．その医療提供の理念は，生命の尊重と個人の尊厳の保持を旨とし，医師や看護師などの医療の担い手と患者との信頼関係にもとづき，患者の心身状況に応じて実施されるとともに，単なる治療だけではなく，疾病予防のための措置とリハビリテーションを含む良質・適切なものでなければならないとしています．また，国民自らの健康の保持・増進のための努力を基礎として，患者の意向を尊重し，病院，診療所，**介護老人保健施設**などの医療提供施設や患者の**居宅**などにおいて，医療提供施設の機能に応じて効率的に，かつ，福祉サービスやそのほかの関連サービスとの有機的連携を図りつつ提供しなければならないと述べています．つまりこの医療法により，医療提供においては疾病の治療・予防だけにとどまらず，福祉との連携，リハビリテーションを含む包括的なものになるよう求められています．加えて，患者の居宅も医療提供の場として位置づけ，在宅医療が推進されるようになりました．

5-3-2. 福祉六法

　福祉六法は，1960年代前半までに成立していた，（a）**生活保護法**，（b）**児童福祉法**，（c）**身体障害者福祉法**，（d）**知的障害者福祉法**，（e）**老人福祉法**，（f）**母子及び父子並びに寡婦福祉法**の，6つの法律を指します．1951（昭和26）年に制定された福祉全般における共通の基本事項を定めた社会福祉法（旧・社会福祉事業法）とは異なります．

a）生活保護法

　生活保護法（1950［昭和25］年法律第144号）は，日本国憲法第25条に規定される理念と，国が守るべき原則である①「**国家責任**」，②「**無差別平等**」，③「**最低限度の生活保障**」と，保護を受ける側に要請される原則である④「**保護の補足性**（生活保護は補足として適応される）」，の4つの原則にもとづき，生活困窮者を対象に最低限度の生活を保障し，自立した生活を送れるよう支援することを目的としています．生活保護法による保護には，①生活扶助，②教育扶助，③住宅扶助，④医療扶助，⑤介護扶助，⑥出産扶助，⑦生業扶助，⑧葬祭扶助の8種類があります．

b）児童福祉法

　児童福祉法（1947［昭和22］年法律第164号）は，満18歳に満たない児童を対象とした法律で，児童の健全な育成とその生活が保障され，愛護されることを理念とし，児童保護のための児童相談所や児童福祉施設，児童福祉司，児童福祉審議会，養育里親・養子縁組里親などについて定めた総合的な法律です．現在では，児童福祉の基本法として位置づけられています．

c）身体障害者福祉法

　身体障害者福祉法（1949［昭和24］年法律第283号）は，18歳以上の身体障害者の自立と社会経済活動への参加を促進するため，身体障害者の自立への努力を提唱し，国・地方公共団体と国民の責務を明らかにしたうえで，身体障害者を援助・保護することで身体障害者の福祉の増進を図ることを目的とする法律です．なお，18歳未満の児童の身体障害については，児童福祉法で規定されています．

d）知的障害者福祉法

　知的障害者福祉法（1960［昭和35］年法律第37号）は，身体障害者福祉法と同様に，18歳以上の障がい者の自立と社会経済活動への参加を促進するため，援助と必要な保護をすることで障がい者の福祉の増進を図ろうとするもので，知的障害者更生相談所，知的障害者援護施設，知的障害者福祉司などについて規定しています．

　この法律は，1998（平成10）年に成立した「精神薄弱の用語の整理のための関係法律の一部を改正する法律」によって改称されるまで精神薄弱者福祉法という名称でした．しかし，「精神薄弱」という用語があたかも精神全般が弱い，もしくは欠陥があるかのような印象を与えたり，人格自体を否定するニュアンスがあることから，不快語・不適切語ではないかという指摘がなされ，1999（平成11）年に**知的障害者福祉法**へと改称されました．また，この法律は2000（平成12）年の「社会福祉の増進のための社会福祉事業法等の一部を改正する等の法律」にもとづいて改正され，①デイサービス事業，②知的障害者相談支援事業，③知的障害者デイサービスセンターが法定化されました．身体障害者福祉法と同様，18歳未満の児童の知的障害については，児童福祉法で規定されています．

e）老人福祉法

　老人福祉法（1963［昭和38］年法律第133号）は，65歳以上の高齢者の福祉に関する原理を明らかにし，高齢者の福祉と社会参加の促進を目的とした法律です．「老人は，多年にわたり社会の進展に寄与してきた者として，かつ，豊富な知識と経験を有する者として敬愛されるとともに，生きがいを持てる健全で安らかな生活を保障される」（第2条）と，「老人は，老齢に伴つて生ずる心身の変化を自覚して，常に心身の健康を保持し，又は，その知識と経験を活用して，社会的活動に参加するように努める」（第3条）を基本理念としています．地方公共団体，とくに市町村に対し，高齢者の自立した日常生活に向けて適切な支援提供体制の整備を求めるとともに，老人居宅介護等事業，老人デイサービス事業などの「老人居宅生活支援事業」や，養護老人ホーム，特別養護老人

ホーム，軽費老人ホーム，老人福祉センターなどの「老人福祉施設」についても定めています．

f) 母子及び父子並びに寡婦福祉法

母子及び父子並びに寡婦福祉法（1964［昭和 39］年法律第 129 号）は，もともと母子家庭のみを対象とした母子福祉法として制定されました．しかし，1981（昭和 56）年の改正により寡婦（夫と死別した女性）も対象とし母子及び寡婦福祉法に，さらに 2014（平成 26）年には，ひとり親家庭への支援強化のために父子家庭も対象にしたことから，現在の名称へと変更されました．この法律では，これらの人々の生活の安定と向上のための措置に関する基本方針を定め，生活福祉資金の貸付，日常生活支援，雇用促進，就業支援，自立支援給付金給付，母子・父子福祉施設などについて規定しています．

以上のように，福祉六法はそれぞれ経済困窮者，子供，知的障害者，身体障害者，高齢者，ひとり親家庭という社会的弱者になりやすい人々を支援するための法律となっています．これら福祉六法のうち，リハビリテーションを必要とするのは主に身体障害者福祉法による身体障害者と児童福祉法による障害児となっています．

5-3-3. 身体障害者福祉法

身体障害者福祉法における身体障害者とは，身体上の障害がある 18 歳以上の人で，都道府県知事から身体障害者手帳の交付を受けた人のことを指します．この法律の対象となる障害は，視覚障害，聴覚障害，平衡機能障害，音声機能・言語機能・咀嚼機能障害，肢体不自由，内部障害（心臓・腎臓・呼吸器の機能障害，膀胱・直腸・小腸の機能障害，ヒト免疫不全ウイルス（HIV）による免疫の機能障害など）です．

これらの身体上の障害がある人に対して，都道府県知事，指定都市市長，または中核市市長が身体障害者手帳を交付し，市町村が実施主体として身体障害者に対する在宅・施設福祉サービスを提供します．障害の程度は，障害の種類別に 1 級（重度）〜6 級（軽度）まであります．肢体不自由に関しては 7 級まで存在しますが，7 級単独の障害では身体障害者手帳の交付対象とはなりません．7 級の障害が 2 つ以上ある場合と，7 級の障害が 1 級〜6 級までの障害と重複する場合には交付対象となります．

身体障害者福祉法は，2000（平成 12）年の「社会福祉の増進のための社会福祉事業法等の一部を改正する等の法律」にもとづき改正され，①身体障害者相談支援事業，②身体障害者生活訓練等事業，③手話通訳事業，④盲導犬訓練施設，⑤点訳・手話通訳を行う者の養成・派遣などの便宜の供与が法定化されました．2003（平成 15）年からは，身体障害者の福祉サービスが従来の**措置制度**から**支援費制度**（**利用契約制度**）へと変更され，利用者の選択権を保障し，利用者が自らサービス提供事業者・施設を選択し，事業者と直接契約してサービスを利用できるようになりました．これにより，個人の尊厳を尊重した利用者本位の支援につなげられる障害福祉サービス利用の新しいしくみが構築されて

います.

5-3-4. 児童福祉法

　児童福祉法における障害児とは，身体障害，知的障害，精神障害のある満18歳に満たない児童（発達障害児を含む）のことをいいます. 2012（平成24）年に，障害のある児童に身近な地域において適切な支援を提供するとともに，年齢や障害の特性に応じた専門的な支援を提供するために児童福祉法が改正されました. それにより，それまで障害種別で分かれていた給付体系を，（1）障害児通所支援と（2）障害児入所支援の2つの利用形態別に再編し，それぞれを一元化しました.

a）障害児通所支援

　障害児通所支援では，①児童発達支援，②医療型児童発達支援，③放課後等デイサービス，④保育所等訪問支援，⑤居宅訪問型児童発達支援の5つを行います. これらの制度の利用開始前後には，児童福祉法による障害児相談支援として「障害児支援利用援助」と「継続障害児支援利用援助」の2つの相談支援サービスがあります. 障害児支援利用援助は，障害児通所支援を申請する前に，障害児の保健・福祉に関する知識と技術を有する専門家が障害児の心身の状況や環境，保護者の意向などを考慮して障害児支援利用計画を作成し，通所決定後には事業所などと連絡・調整します. 利用開始後には，**継続障害児支援利用援助**として一定の期間ごとに利用計画の適切性をモニタリングし，必要に応じて障害児支援利用計画を見直し，関係者への連絡・調整を行います.

b）障害児入所支援

　障害児入所支援は，視覚障害，聴覚障害，知的障害など2つ以上の障害を有する重複障害などへの対応を強化し，障害児の自立に向けた計画的な支援を提供するため，①福祉型障害児入所施設と，②医療型障害児入所施設の2つを体系化しました. 福祉型障害児入所施設では，入所している障害児に保護と地域や家庭での生活に必要な機能訓練，日常生活指導，知識技能の付与を行います. 医療型障害児入所施設では，指定医療機関・施設に入院・入所している障害児に保護と日常生活指導，知識技能の付与に加え，治療も行います.

　18歳以上の障害児施設入所者に対しては，入所支援がなければその福祉が損なわれるおそれがある場合は，満20歳に達するまで利用できます. そのおそれがなければ，障害者総合支援法による障害福祉サービスによって年齢に応じた支援が提供されます.

5-3-5. 障害者の日常生活及び社会生活を総合的に支援するための法律（障害者総合支援法）

　障害者（児）が基本的人権を有する個人としての尊厳にふさわしい日常生活・社会生活を営めるように必要な障害福祉サービス給付や地域生活支援事業などを行うことで，障害者（児）の福祉の増進を目的としています. 障害の有無にかかわらず人々が相互に人格と個性を尊重し，安心して暮らせる地域社会の実現に寄与するために定められた法律です.

　この法律はもともと，2005（平成 17）年に制定された「障害者の日常生活及び社会生活を総合的に支援するための法律」，通称，**障害者自立支援法**という法律でした．これは，先述した支援費制度が導入されたあとに生じた障害種別間やサービス水準の地域間格差などの課題に対して，サービス体系を一元化し，障害福祉サービスの必要性を明確にする全国共通尺度として**障害程度区分**を設け，支給決定のプロセスを明確化・透明化するためのものでした．しかし，障害者自立支援法の施行により，障害福祉サービスを利用した際の利用者負担が**応能負担**からサービス利用額 1 割の**応益負担**に変更されたこと，一定の障害があるにもかかわらず症状の変動により身体障害者手帳を取得できない難病患者は障害福祉サービスの対象とはなっていないこと，障害程度区分は主に身体的機能を評価し，情緒不安定など知的・精神障害の特性を捉えられていない点が指摘されました．

　そこで，政府は 2010（平成 22）年に**障害者自立支援法**を改正して 1 割の自己負担額を改め，応能負担へと変更しました．そのあと，2012（平成 24）年に公布した「地域社会における共生の実現に向けて新たな障害保健福祉施策を講ずるための関係法律の整備に関する法律」のもと，2013（平成 25）年に障害者自立支援法を**障害者総合支援法**へと改称し，障害福祉サービスを利用できる障害者の範囲に難病患者も含め，対象疾患も 130（令和 3 年 11 月 1 日より 366 疾患）へと拡大しました．また，障害程度区分は，障害者の特性・心身の状態に配慮しながら標準的支援度合いを示す**障害支援区分**へと改められました．

　さらに，2018（平成 30）年には，①障害者の望む地域生活の支援，②障害児支援のニーズの多様化へのきめ細かな対応，③サービスの質の確保・向上に向けた環境整備の 3 つを大枠として改正し，自立生活援助と就労定着支援の創設，重度訪問介護の訪問先の拡大，高齢障害者の介護保険サービスの利用者負担の軽減措置，障害児支援の拡充，補装具費の支給範囲の拡大などを定めました．

　このような経緯を経た障害者総合支援法は，新たな障害福祉サービス体系を再編し，①自立支援給付と②地域生活支援事業の 2 つを柱とするサービス提供を定めています（**図 5-2**）．自立支援給付には，大きく分けて，①障害福祉サービス（介護給付・訓練等給付），②自立支援医療，③相談支援事業，④補装具のサービスがあります．地域生活支援事業は市町村・都道府県が地域で生活する障害者のニーズを踏まえ，地域の特性・実情に応じた柔軟な事業形態で実施できるよう工夫して取り組むものです．

5-3-6.　社会参加を支える法制度

　障害者の人権を尊重し，障害者が自由に自分の意思で社会の中で活躍していけるしくみを世界的につくっていこうとする動きが，1970 年代から国際連合において起こってきました．

　「**障害者の権利に関する条約（障害者権利条約）**」は，2006 年に国際連合で採択されました．この条約は，障害者が社会の中で活躍できるように，教育や労働，雇用の権利，社会保障，余暇活動へのアクセスなど，さまざまな分野における取り組みを締約国に対して求めています．日本は，2007 年に署名し，条約

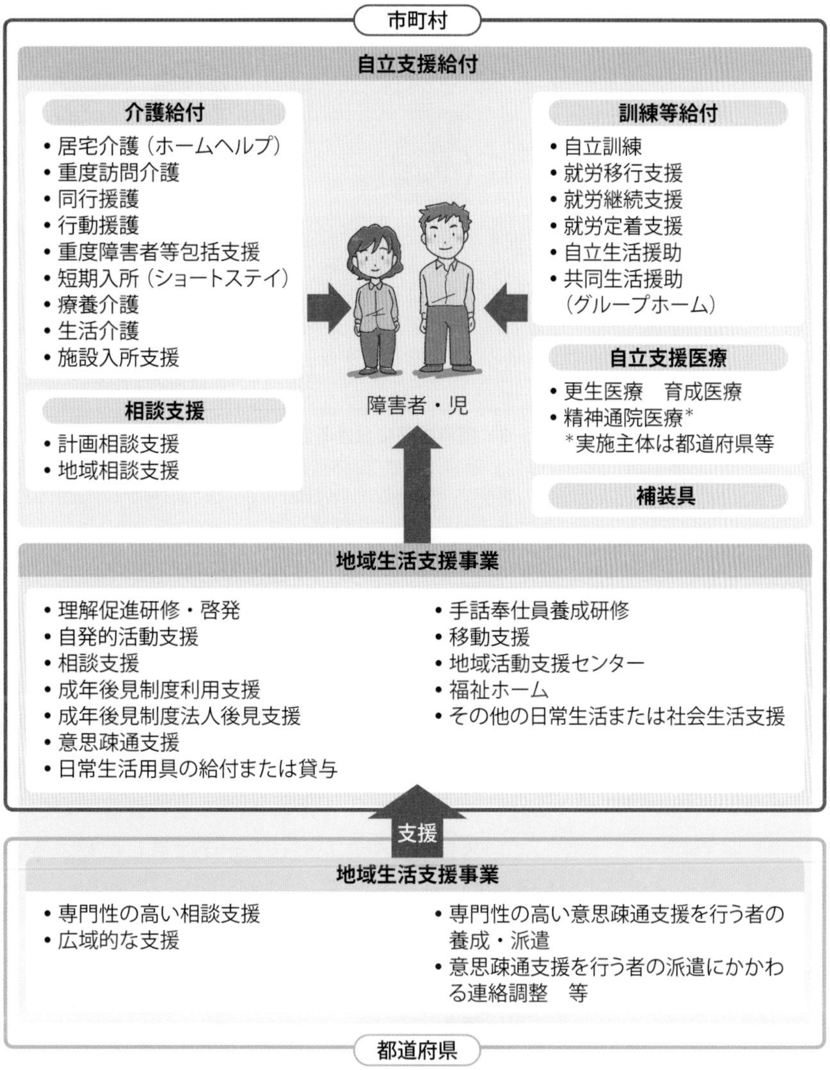

図 5-2　障害者総合支援法にもとづく給付・事業
［全国社会福祉協議会：障害福祉サービスの利用について（2021 年 4 月版）〔https://www.shakyo.or.jp/download/shougai_pamph/date.pdf〕（最終確認 2022 年 1 月 28 日）より引用］

締結のために 2011（平成 23）年に**障害者基本法**を改正するとともに，2013（平成 25）年に「**障害を理由とする差別の解消の推進に関する法律（障害者差別解消法）**」を国内法として定めました．
　障害者基本法は 1970（昭和 45）年に障害者の自立及び社会参加の支援などのための施策に関しての基本的理念を定めたものです．2011（平成 23）年の改正では，「身体障害，知的障害，精神障害（発達障害を含む．）その他の心身の機能の障害がある者であつて，障害及び社会的障壁により継続的に日常生活又は社会生活に相当な制限を受ける状態にあるもの」とその範囲を拡大するとともに，社会的障壁の除去のため合理的配慮の実施に努めなくてはならないことを

肢体不自由の人	聴覚・言語障害のある人	視覚障害のある人
	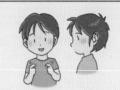	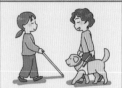
車いすでも不便のないよう，カウンターの高さを低くする，スロープを設置する，車いす用の広い待機スペースを用意するなど	説明などは視覚的に理解できるよう筆談やモニターを使用する，口元を見せてゆっくり話す．予約や問い合わせはインターネット（ホームページやメール）やFAXで対応する　など	パンフレットや書類はスタッフが読み上げる，家族のためにコピーする，建物の入り口から受付までスタッフが誘導するなど

図5-3　医療機関における合理的配慮の例

〔厚生労働省：平成29年度障害者総合福祉推進事業 医療機関における障害者への合理的配慮　事例集〔https://www.mhlw.go.jp/content/12200000/000331883.pdf〕（最終確認2022年2月1日）をもとに作成〕

定めています．また，**障害者差別解消法**では，その社会的障壁の除去のための合理的配慮の実施について，具体的に国や地方公共団体での対応の義務化や一般企業などに対する努力義務規定を定めています．合理的配慮とは，障害のある人が障害のない人と同じ権利のもとに社会の中で生きて行けるように，障害者1人ひとりの障害特性や状況に応じて被る活動の困難さを取り除くため，個別の調整や変更をしていくことをいいます．具体的には，読み書きが困難な人に対して，タブレットや音声読み上げ機器で対応したり，移動が困難な人に対して，スロープやエレベーターを設置したりすることなどがあげられます（**図5-3，エッセンス5-4**）．

エッセンス5-4

リハビリテーション専門職には幅広い知識が求められているのですね

それによって人々の多種多様なニーズに応えていけるのじゃ

5-4. 医療制度

5-4-1. 医療機関の種類

　日本の医療制度は，**自由開業医制**により，主に民間の医療機関が医療を提供する体制となっていること，国民は保険証をもっていれば，どこの医療機関で

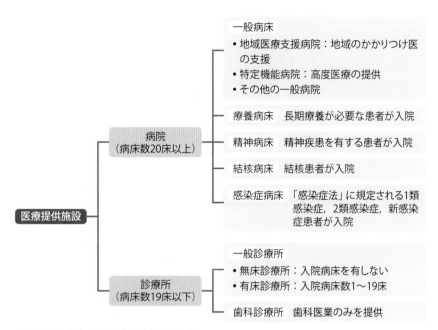

図5-4　医療法にもとづく医療提供体制
[医療法をもとに一部抜粋・作成]

あっても自由に診療が受けられる**フリーアクセス**が特徴としてあげられます.

　このような医療制度をつくりあげた医療法などの度重なる改正や，それらに伴う診療報酬の改定により，日本の医療機関はさまざまに機能分化・複雑化しています．たとえば，医療法では医療機関を，病院（病床数20床以上）と診療所（病床数19床以下）の2つに分けています．病院を機能別に，地域医療支援病院，特定機能病院，地域医療支援病院と特定機能病院以外の一般病院の3つに，診療所を病床数にもとづき無床診療所（入院病床を有さない）と有床診療所（入院病床数1〜19床）の2つに区別しています．また，病院の病床を，一般病床，療養病床，精神病床，結核病床，感染症病床の5つに分けています（**図5-4**）.

　これらの医療機関が行った手術や検査，投薬などの医療サービスに対して保険者から医療機関に公定価格である**診療報酬**が支払われます．診療報酬は医療サービス項目ごとに点数が付され，1点10円として計算して支払われますが，同じ医療サービス項目であっても病棟や診断名，病期によって異なります．診療報酬の支払い方式は大きく分けて，①医療サービス項目ごとに算定してその合計額を払う**出来高払い方式**と，②一連の医療サービスの費用を一括にまとめて1日あたりの定額で支払う**包括払い方式**の2つがあり，日本の診療報酬制度は出来高払い方式を基本としています．しかし，2003（平成15）年からは高度の医療提供や医療技術の開発及び医療に関する研修を実施する能力等を備えた病院として承認されている**特定機能病院**を中心に，**DPC**（diagnosis procedure combination：診断群分類包括評価）制度にもとづき，診断名により定額となる包括払い方式（**DPC/PDPS**：diagnosis procedure combination/per-diem payment system）が導入されています.

5-4-2.　各医療機関の機能と役割

　外来医療では，大病院，中小病院，診療所の役割分担が不明確であるという指摘から，**入院機能を主とする大病院は高度な医療の提供を，外来機能を主と**する中小病院・診療所は主治医としての機能をもちながら「かかりつけ医」として医療をサポートする「ゲートオープナー」の機能を果たすとし，その役割が明確化されました．それに伴い，2015（平成27）年の「持続可能な医療保険制度を構築するための国民健康保険法等の一部を改正する法律」（通称：医療保険制度改革関連法）により，紹介状なしで一定病床数以上の特定機能病院と地域医療支援病院で外来を受診する人には，**選定療養費**という保険外の自己負担金を請求できるようになりました.

　入院医療では，発症からの時間的変化や必要とされる処置内容，障害の重症度に伴い，大きく急性期，回復期（亜急性期），維持期（慢性期）の3つに分類され，主に急性期は一般病床，回復期はリハビリテーション病棟，維持期は療養病床がそれぞれ対応しています.

　在宅医療は従来，医療施設において一元的に提供されていました．しかし近年では，医師による訪問診療・往診，看護師による訪問看護，歯科医による訪問歯科診療，歯科衛生士による訪問歯科衛生指導，リハビリテーション専門職による訪問リハビリテーション，薬剤師による訪問薬剤管理指導，栄養士による訪問栄養指導など，地域の医療施設に機能分化されて提供されています.

5-4-3.　リハビリテーション医療の種類

　リハビリテーション医療では，医療法施行令の一部改正によって「運動機能障害及び精神障害等の障害者を対象として医学的リハビリテーションを実施する診療科」としてリハビリテーション科が標榜診療科として認可された1996（平成8）年以降，従来の理学療法や作業療法という手技・方法別分類から疾患の特性に応じた体制となりました．また，リハビリテーション医療を経時的に，**急性期**，**回復期**，**生活期**（**維持期**）と区別したうえで連携したリハビリテーションが行える体系となっています.

a）急性期リハビリテーション

　急性期リハビリテーションは，脳卒中などの疾患の発症直後から1ヵ月程度，治療と併行して行われます．ある程度の安静が必要な時期ですが，過度の安静によって廃用症候群を招くことがあります．そのため，廃用症候群を予防し，早期離床を促すうえで急性期リハビリテーションはきわめて重要です．この時期は患者さんの身体状況が不安定な場合が多いため，無理なリハビリテーションは障害の重度化や患者さんの生命に危険を及ぼすおそれがあります．適切なリスク管理のもとで行われる必要があります.

　軽症例であれば，急性期リハビリテーションのあとに直接在宅復帰することができますが，さらにリハビリテーションを継続する必要がある場合は，回復期リハビリテーションへ移行することになります.

b）回復期リハビリテーション

回復期リハビリテーションとは，急性期の治療終了後，患者さんの状態が安定したところで行われる機能回復・**日常生活活動（ADL）**の向上と在宅復帰を目指したより集中的なリハビリテーションのことです．病院や診療所において行われますが，回復期リハビリテーションを専門的に担う入院施設として，2000（平成 12）年の診療報酬改定に伴って回復期リハビリテーション病棟が新設されました．その特徴は，ADL の向上による寝たきり防止と家庭復帰を目指したリハビリテーションを集中的に実施する点と，それまでの訓練室を中心としたリハビリテーションを病棟を中核に据え，その中での生活動作を通して行う点があげられます．

c）生活期（維持期）リハビリテーション

生活期（維持期）リハビリテーションは，在宅や施設において生活している時期に，急性期・回復期リハビリテーションにより回復した機能や ADL の維持・向上，自立生活の推進，介護負担の軽減を目的としています．同時に，主体的生活の再構築，社会参加の促進，**生活の質（QOL）**の維持・向上を目指すものです．

　生活期（維持期）リハビリテーションは，①在宅サービスと②入院・入所によるサービスの 2 つがあります．①在宅サービスには，通院(外来リハビリテーション)，訪問リハビリテーション，通所リハビリテーションなどがあります．病院・診療所・介護老人保健施設などが提供しています．②入院・入所リハビリテーションは，介護保険が適用される介護療養型医療施設（2023 年度までに廃止）と介護老人保健施設で行われます．2006（平成 18）年の診療報酬・介護報酬の同時改定において，リハビリテーションを継続しても状態の改善が見込めない高齢者に対するリハビリテーションは医療保険からではなく介護保険からの提供が適切という考えから，生活期（維持期）リハビリテーションを介護保険で実施するとの方針が出されました．その方針にもとづき，要介護・要支援者への生活期（維持期）の疾患別リハビリテーションは，2018（平成 30）年度末をもって介護保険へ移行となっています（**エッセンス 5-5**）．

エッセンス 5-5

医療保険によるリハビリテーションと介護保険によるリハビリテーションでは，利用する場所やその内容・目的などが違うのじゃ

それらの違いを整理しておくことが重要ですね

5-5. 介護保険制度

　高齢化に伴い，寝たきりや認知症を患う高齢者が急増する一方で，少子化や核家族化が進み，それまで介護を主に担ってきた家族だけでは要介護高齢者を支えられなくなってきました．そこで，家族中心であった介護を社会全体で支えられるように，1997（平成 9）年に**介護保険法**が制定され，2000（平成 12）年に介護保険制度が創設されました．

　介護保険制度では，**要介護認定**を受けて**要支援**（要支援 1・2）・**要介護**（要介護 1〜5）状態であると認定を受けた 65 歳以上の高齢者（第 1 号被保険者）と，骨折を伴う骨粗鬆症や初老期における認知症，脳血管疾患など，16 種類の特定疾病が原因で介護が必要と認定された 40〜64 歳の医療保険加入者（第 2 号被保険者）が介護サービスを受けられます．

　介護保険の給付には，要介護者（要介護 1〜5）を対象とした**介護給付**と要支援者（要支援 1・2）を対象とした**予防給付**があります．介護サービスは大きく分けて，都道府県・政令市・中核市が指定・監督する居宅介護サービスと施設サービスに加え，市町村が指定・監督する地域密着型介護サービスの 3 つがあります（**図 5-5**）．

5-5-1. 居宅介護サービス

　居宅介護サービスは，大きく分けて，①訪問サービス，②通所サービス，③短期入所サービスの 3 種類があり，利用者が自宅に住みながら利用できるサービスとなっています．

　①訪問サービスには，看護師や介護福祉士などが利用者の自宅で提供する訪問看護や訪問介護（ホームヘルプサービス），訪問入浴介護，訪問リハビリテーションなど，②通所サービスには，利用者自身が事業所・施設に日帰りで通って受ける通所介護（デイサービス）と通所リハビリテーション，③短期入所サービスには，一時的に自宅で介護が受けられない場合に利用できる短期入所生活介護（ショートステイ）と短期入所療養介護が用意されています．

　これらのほかに，有料老人ホーム，養護老人ホーム，軽費老人ホーム（ケアハウス）の特定施設に居住する要介護者が介護保険で利用できる**特定施設入居者生活介護**や車いす，歩行器，特殊寝台などを貸与する**福祉用具貸与**，さらに，福祉用具の中でも貸与するには適さない入浴・排泄関連の用具を販売する**特定福祉用具販売**などもあります．要支援者に対して予防給付として提供される場合は，各サービス名称の先頭に**介護予防**とつきます．

5-5-2. 施設サービス

　施設サービスは，①介護老人福祉施設，②介護老人保健施設，③介護療養型医療施設，④介護医療院の 4 つのタイプの施設により提供されます．

　①**介護老人福祉施設**（特別養護老人ホーム）は，老人福祉法にもとづき設置されている福祉的機能を備えた施設で，長期的介護施設としての役割を果たします．施設サービス計画書にもとづいて，入所要介護者へ入浴・排泄，食事な

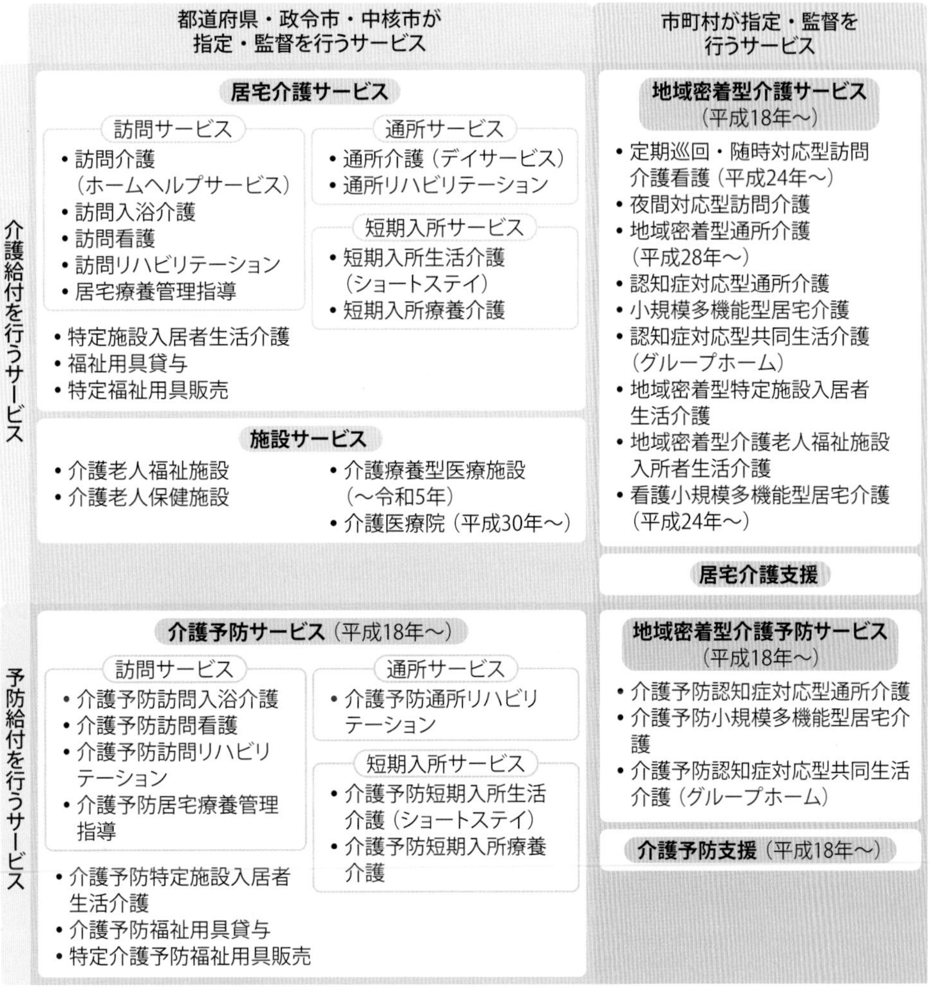

都道府県・政令市・中核市が指定・監督を行うサービス	市町村が指定・監督を行うサービス

介護給付を行うサービス

居宅介護サービス

訪問サービス
- 訪問介護（ホームヘルプサービス）
- 訪問入浴介護
- 訪問看護
- 訪問リハビリテーション
- 居宅療養管理指導

通所サービス
- 通所介護（デイサービス）
- 通所リハビリテーション

短期入所サービス
- 短期入所生活介護（ショートステイ）
- 短期入所療養介護

- 特定施設入居者生活介護
- 福祉用具貸与
- 特定福祉用具販売

施設サービス
- 介護老人福祉施設
- 介護老人保健施設
- 介護療養型医療施設（～令和5年）
- 介護医療院（平成30年～）

地域密着型介護サービス（平成18年～）
- 定期巡回・随時対応型訪問介護看護（平成24年～）
- 夜間対応型訪問介護
- 地域密着型通所介護（平成28年～）
- 認知症対応型通所介護
- 小規模多機能型居宅介護
- 認知症対応型共同生活介護（グループホーム）
- 地域密着型特定施設入居者生活介護
- 地域密着型介護老人福祉施設入所者生活介護
- 看護小規模多機能型居宅介護（平成24年～）

居宅介護支援

予防給付を行うサービス

介護予防サービス（平成18年～）

訪問サービス
- 介護予防訪問入浴介護
- 介護予防訪問看護
- 介護予防訪問リハビリテーション
- 介護予防居宅療養管理指導

通所サービス
- 介護予防通所リハビリテーション

短期入所サービス
- 介護予防短期入所生活介護（ショートステイ）
- 介護予防短期入所療養介護

- 介護予防特定施設入居者生活介護
- 介護予防福祉用具貸与
- 特定介護予防福祉用具販売

地域密着型介護予防サービス（平成18年～）
- 介護予防認知症対応型通所介護
- 介護予防小規模多機能型居宅介護
- 介護予防認知症対応型共同生活介護（グループホーム）

介護予防支援（平成18年～）

図 5-5　介護サービスの種類
この他，居宅介護（介護予防）住宅改修，介護予防・日常生活支援総合事業（平成27年～）がある．
［厚生労働省：介護分野をめぐる状況について〔https://www.mhlw.go.jp/content/12300000/000608284.pdf〕（最終確認 2021年12月1日）をもとに作成］

どの日常生活上の介護や機能訓練，健康管理などを行います．2014（平成26）年の介護保険法改正により，特別養護老人ホームへの新規入所者は要介護3〜5の要介護者に限定されました．

②**介護老人保健施設**は，病状が安定していて入院治療の必要がない要介護者に対して，施設サービス計画書にもとづき，医師や看護師，理学療法士のもとで医療ケアやリハビリテーションを受けながら在宅復帰を目指すための施設です．医療法における病院・診療所ではありませんが，医療法や健康保険法上は同様に扱われています．

③**介護療養型医療施設**は，病院・診療所の療養病床または老人性認知症疾患療養病棟において，病状が安定していても自宅療養生活がむずかしく，比較的長期にわたって常時医療管理を必要とする人に対して医療サービスや介護，リ

ハビリテーションを提供しています．2023 年度までに廃止される予定です．

④**介護医療院**は，長期療養を必要とする人に対して，施設サービス計画にもとづいて，療養上の管理や看護，医学的管理のもとにおける介護・機能訓練，そのほかの必要な医療・日常生活上の世話を行います．2017（平成 29）年の介護保険法の改正により，2018（平成 30）年度より新設された施設です．

5-5-3. 地域密着型介護サービス

地域密着型介護サービスは，2006（平成 18）年の介護保険制度改正に伴って創設されたサービス体系で，認知症高齢者や中・重度の要介護者が住み慣れた在宅での生活をできる限り継続していけるように支援するものです．地域の特性・実情に応じた柔軟なサービスを市町村が指定・監督し，当該市町村の住民（被保険者）のみを対象に提供されます．

地域密着型介護サービスには以下の 9 つの介護サービスが含まれます．

①**定期巡回・随時対応型訪問介護看護**：日中・夜間を通じて訪問介護と訪問看護が連携して定期巡回と随時の対応を行う．

②**夜間対応型訪問介護**：夜間帯に**訪問介護員（ホームヘルパー）**が利用者の体位変換やおむつ交換などを行う．

③**看護小規模多機能型居宅介護**（旧・複合型サービス）：通い，宿泊，訪問のサービスを組み合わせて，介護・看護が一体化したサービスを提供する．

④**地域密着型特定施設入居者生活介護**：小規模（定員 29 人以下）の介護専用の特定施設で介護や機能訓練を提供する．

⑤**地域密着型介護老人福祉施設入所者生活介護**：小規模（定員 29 人以下）の特別養護老人ホームにおいて介護や機能訓練を行う．

⑥**地域密着型通所介護**：小規模（定員 18 人以下）のデイサービスで介護支援やレクリエーションを提供する．

⑦**小規模多機能型居宅介護**：通いを中心に，宿泊と訪問を随時組み合わせて在宅での生活支援や機能訓練を提供する．

⑧**認知症対応型通所介護**：通所する認知症高齢者に介護や機能訓練を行う．

⑨**認知症対応型共同生活介護（グループホーム）**：認知症高齢者が共同で生活する住居で介護や機能訓練を受ける．

これらのうち，⑦小規模多機能型居宅介護～⑨認知症対応型共同生活介護が要支援者へ提供される場合，各名称に「介護予防」とつきます．

5-6. 介護保険制度の中でのリハビリテーション

介護保険制度は導入 5 年後に，要介護者への介護給付とは別に，要支援者への給付を「予防給付」として提供する「介護予防」重視システムへと見直されました．また，リハビリテーションをも重視するよう見直されたことにより介護保険制度におけるリハビリテーションの役割は重要になってきました．介護予防の理念においても，生活機能の低下した高齢者には，運動機能や栄養状態などの心身機能の改善だけではなく，リハビリテーションの理念を踏まえ，「**心**

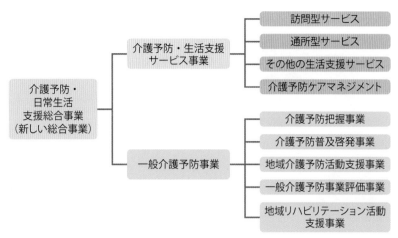

図 5-6　介護予防・日常生活支援総合事業のイメージ

［厚生労働省：「介護予防・日常生活支援総合事業のガイドラインについて」の一部改
正について〔https://www.mhlw.go.jp/file/06 Seisakujouhou-12300000-Rouken
kyoku/0000205730.pdf〕（最終確認 2021 年 9 月 16 日）をもとに作成］

身機能」，「**活動**」，「**参加**」のそれぞれの要素にバランスよく働きかけることに
よって日常生活の活動を高め，家庭や社会への参加を促し，1 人ひとりの生き
がいや自己実現のための取り組みを支援して QOL の向上を目指すことが重要
であるとされています．

　さらに，2015（平成 27）年からは介護予防の強化に向けて，リハビリテー
ション専門職などを活かした介護予防の機能を強化する取り組みとして「地域
リハビリテーション活動支援事業」がはじまりました．2011（平成 23）年に創
設された，市町村が実施主体である「介護予防・日常生活支援総合事業」（通
称：総合事業）内の一般介護予防事業の 1 つとして位置づけられています（**図
5-6**）．これにより，リハビリテーション専門職などが「地域包括支援センター」
（後述）と連携しながら，通所・訪問や地域ケア会議，サービス担当者会議，住
民運営の通いの場などに出向き，介護予防・自立支援に資する取り組みを総合
的に展開することが期待されています（**図 5-7**，**エッセンス 5-6**）．

エッセンス 5-6

リハビリテーションは，介護老人保健施設や短
期入所療養介護，通所サービス，訪問サービスな
どでも行われるのじゃ

医療保険のみならず，介護保険においてもリハ
ビリテーション専門職は重要な役割を担うので
すね

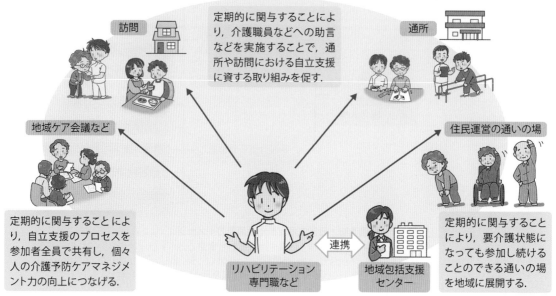

図5-7　地域リハビリテーション活動支援事業
〔厚生労働省：「平成27年度 第1回 都道府県介護予防担当者・アドバイザー合同会議　地域づくりによる介護予防の推進」
〔https://www.mhlw.go.jp/file/05-Shingikai-12301000-Roukenkyoku-Soumuka/0000086355.pdf〕（最終確認2021年12月6
日）をもとに作成〕

5-7. 地域包括ケアシステム

　　地域包括支援センターとは，団塊世代が75歳以上となる2025年を目途に，
厚生労働省が実現しようとしている**地域包括ケアシステム**の中核的な機関とし
て，市町村に設置されたものです．地域に住まう高齢者の心身の健康の保持や
生活の安定のために必要な援助を行うことで，高齢者の保健・医療の向上と福
祉の増進を包括的に支援することを目的とした施設となっています．

　　厚生労働省が目指している地域包括ケアシステムは，要介護状態となっても
住み慣れた地域で自分らしい生活を最後まで続けられるように，①医療，②介
護，③介護予防，④住まい，⑤生活支援の5つの視点からサービスを一体的・
継続的に提供する地域の包括的支援・サービス提供体制のことを指します．お
おむね30分以内に駆けつけられる中学校区を基本とする日常生活圏域におい
て，さまざまな医療・介護・福祉などのサービスを適切に提供できるようにし
ようとするものです．利用者のニーズに応じて，①医療との連携強化，②介護
サービスの充実強化，③予防の推進，④見守り，配食，買い物など，多様な生
活支援サービスの確保や権利擁護など，⑤高齢期になっても住み続けることが
できるバリアフリーの住まいの整備（国土交通省と連携）の5つを適切に組み
合わせたサービスを，入院から在宅復帰を通じて切れ目なく提供し，支援する
ことが特徴となっています（**図5-8**）．

　　このシステムの実現に向けて，2014（平成26）年の診療報酬改定により，急
性期後の受け入れをはじめ，介護施設・在宅で療養中に急性増悪した患者さん

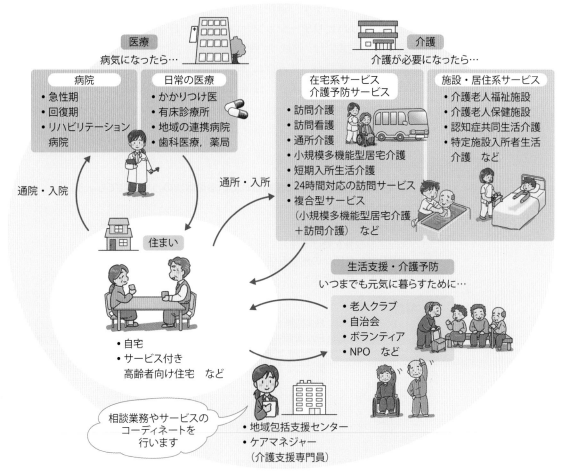

図5-8　地域包括ケアシステムのイメージ

〔厚生労働省：地域包括ケアシステム〔https://www.mhlw.go.jp/seisakunitsuite/bunya/hukushi_kaigo/kaigo_koureisha/chiiki-houkatsu/dl/link1-4.pdf〕をもとに作成〕

の受け入れや在宅復帰支援を行いながら地域包括ケアを支える病棟として，地域包括ケア病棟が新設されています．地域包括ケアシステムにおいては，障害の予防・改善や生活の再構築のみではなく，人々が住み慣れた地域においてその人らしく生活していくために，日常生活の活動を高め，社会や地域，家庭における参加を促し，生きがいや自己実現のための取り組みを支援し，QOLの維持・向上を目指す継続的なリハビリテーションを展開していくことが重要になります．

5-8. 地域リハビリテーション

　病気や外傷で障害をもった人々は，病院で治療やリハビリテーションを受けることになりますが，それらは無期限ではなく，退院して自宅や施設へいきます．リハビリテーションは，退院したら終了するものではなく，退院したあと

も継続して行われます．退院したあと，地域で行われるリハビリテーションのことを**地域リハビリテーション**といいます．日本リハビリテーション病院・施設協会での定義では，地域リハビリテーションとは，「障害のある子供や成人，高齢者とその家族が，住み慣れたところで，一生安全に，その人らしくいきいきとした生活ができるよう，保健・医療・福祉・介護及び地域住民を含め生活にかかわるあらゆる人々や機関・組織がリハビリテーションの立場から協力し合って行なう活動のすべてを言う」としています．

練習問題

1.　日本国憲法第25条で定められているのは次のうちどれでしょう．

①国民の平等性
②国民の生存権
③国民の教育を受ける権利
④国及び公共団体の賠償責任
⑤国民の信教の自由

解説　②
　①：×．日本国憲法第14条の規定事項です．
　②：○．日本国憲法第25条において，①「すべて国民は，健康で文化的な最低限度の生活を営む権利を有する」（生存権），②「国は，すべての生活部面について，社会福祉，社会保障及び公衆衛生の向上及び増進に努めなければならない」（国の社会的使命）と定められています．
　③：×．日本国憲法第26条に規定されています．
　④：×．日本国憲法第17条に規定されています．
　⑤：×．日本国憲法第20条に規定されています．

2.　世界保健機関（WHO）が定義する健康の概念で正しいのは次のうちどれでしょう．

①身体的健康がもっとも重要である．
②社会的に良好な状態である．
③病気や障害がないことである．
④万人の有する基本的権利である．
⑤精神的に良好な状態である．

解説　④
　WHO憲章には「健康とは，完全な肉体的，精神的及び社会福祉の状態であり，単に疾病又は病弱の存在しないことではない．到達しうる最高水準の健康を享有することは，人種，宗教，政治的信念又は経済的若しくは社会的条件の差別なしに万人の有する基本的権利の一つである」と定義されています．

3.　障害者の日常生活及び社会生活を総合的に支援するための法律（障害者総合支援法）にもとづき，障がい者が利用できるサービスは次のうちどれでしょう．

①居宅療養管理指導
②介護予防訪問入浴介護
③共同生活援助（グループホーム）
④育成医療
⑤介護予防通所リハビリテーション

解説　③

①：×. 介護保険法にもとづき，医師や看護師などが定期的に要介護者の居宅を訪問し，医療器具の管理や往診などを行うサービスのことです．

②：×. 介護保険法にもとづき，要支援度1〜2の人に対して提供されるサービスです．

③：○. 障害者総合支援法にもとづき，障がい者が申請することで共同生活援助（グループホーム）を利用できます．

④：×. 障害者総合支援法にもとづく身体障害児の医療費の公費負担医療制度です．

⑤：×. 介護保険法にもとづき，要支援度1〜2の人に対して提供されるサービスです．

4. 日本の医療制度について正しいのは次のうちどれでしょう．2つ選びましょう．

①日本の医療制度の特徴の1つに，フリーアクセスがある．

②日本の診療報酬は，包括払い方式を基本としている．

③医療法では，病院，診療所，助産所については定義しているが，地域医療支援病院と特定機能病院については定義していない．

④医療法における病院とは，19人以下の患者を入院させるための施設のことをいう．

⑤医療法は国民自らの健康の保持増進のための努力を基礎としている．

解説　①，⑤

①：○. 医療機関で自由に診療を受けることができるフリーアクセスが日本の医療制度の特徴の1つです．

②：×. 日本の診療報酬は，出来高払い方式を基本としています．

③：×. 医療法では，病院，診療所，助産所に加え，地域医療支援病院，特定機能病院，臨床研究中核病院を定義しています．

④：×. 医療法における病院とは，20人以上の患者を入院させるための施設を有するものをいいます．

⑤：○. 医療法において「国民自らの健康の保持増進のための努力を基礎として，医療を受ける者の意向を十分に尊重し，病院，診療所，介護老人保健施設，介護医療院，調剤を実施する薬局その他の医療を提供する施設，医療を受ける者の居宅等において，医療提供施設の機能に応じ効率的に，かつ，福祉サービスその他の関連するサービスとの有機的な連携を図りつつ提供されなければならない」と定められています．

5. 介護保険について正しいのは次のうちどれでしょう．

①要介護認定の申請は都道府県に対して行う．

②介護保険法における特定疾病には，骨折を伴う骨粗鬆症は含まれない．

③65歳未満は給付を受けられない．

④要介護状態区分等は，要支援と要介護をあわせて7段階ある．

⑤地域密着型介護サービスは，都道府県・政令市・中核市が指定・監督する．

解説　④

①：×. 要介護認定を受けようとする人は，市町村に対して申請しなければなりません．

②：×. 介護保険法における特定疾病には，骨折を伴う骨粗鬆症は含まれています．

③：×. 特定疾病が原因で介護が必要と認定された40〜64歳の医療保険加入者（第2号被保険者）も給付を受けられます．

④：○. 要介護状態区分等は要支援（1・2）と要介護（1〜5）をあわせて7段階あります．

⑤：×. 地域密着型介護サービスは，市町村が指定・監督します．

6. 地域リハビリテーション活動支援事業について正しいのは次のうちどれでしょう.

①地域リハビリテーション活動支援事業は,「介護予防・日常生活支援総合事業」(総合事業) の介護予防・生活支援サービス事業の1つである.
②通所,訪問,地域ケア会議,サービス担当者会議,住民運営の通いの場などへのリハビリテーション専門職などの関与を促進する.
③リハビリテーション専門職は地域包括支援センターと連携しなくてよい.
④地域リハビリテーション活動支援事業の目的は,介護予防の機能強化を図ることのみである.
⑤一般介護予防事業は,要支援認定を受けた人を対象としている.

解説　②

①:×. 介護予防を機能強化する観点から, 2015(平成27)年より一般介護予防事業の1つとして位置づけられました.
②:○. 地域における介護予防の取り組みを機能強化するために,通所,訪問,地域ケア会議,サービス担当者会議,住民運営の通いの場などへのリハビリテーション専門職などの関与を促進することになっています.
③:×. リハビリテーション専門職は地域包括支援センターと連携しながら総合的に支援します.
④:×. リハビリテーション専門職などを活かした自立支援に資する取り組みを推進し,介護予防を機能強化することで,高齢者が要介護状態になっても,生きがいや役割をもって生活できる地域の実現を目指しています.
⑤:×. 一般介護予防事業は, 65歳以上のすべての高齢者とその支援のための活動にかかわる人を対象としています.

7. 地域包括ケアシステムについて正しいのは次のうちどれでしょう.

①地域包括ケアシステムは,個々の高齢者の状況やその変化に応じて,医療サービスを中核に,介護をはじめさまざまな支援が継続的かつ包括的に提供されるしくみである.
②地域包括ケアシステムは,おおむね60分以内に必要なサービスが提供される日常生活圏域を単位として想定している.
③地域包括支援センターは,「地域住民の心身の健康の保持及び生活の安定のために必要な援助を行うことにより,その保健医療の向上及び福祉の増進を包括的に支援することを目的とする施設」である.
④市町村は,地域包括支援センターを設置できない.
⑤地域包括ケアシステムにおける5つの構成要素とは,「医療」,「介護」,「介護予防」,「住まい」,「生活支援」である.

解説　③, ⑤

①:×. 介護サービスを中核に,医療をはじめさまざまな支援が継続的かつ包括的に提供されるしくみです.
②:×. おおむね30分以内に駆け付けられる日常生活圏域を単位として想定しています.
③:○. 介護保険法第115条の46において定められています.
④:×. 介護保険法第115条の46第1項により,市町村は地域包括支援センターを設置できることになっています.
⑤:○. 地域包括ケアシステムにおける5つの構成要素とは,「医療」,「介護」,「介護予防」,「住まい」,「生活支援」です.

リハビリテーション工学 ってなに？

6-1. リハビリテーション工学とは

6-1-1. リハビリテーションと工学・工業技術

　私たちの身のまわりにはさまざまな**工学・工業技術**が利用されています。日々の移動は歩くだけだと範囲が限られてしまいますが、自転車や自動車、電車を利用することでその範囲は大きく拡がります。**工学** engineering は自動車のような移動のための機械だけではなく、照明や空調のように環境を整えたり、携帯電話のようにコミュニケーションを支える機器の開発など、多くの分野があります。

　身体機能に障害をもった人の日常生活や社会活動で生じる不便を軽減するために、工学技術を応用した方法で解決を図る取り組みは古くから行われてきました。義肢・装具や車いすなどは工学技術が取り入れられた代表的事例といえるでしょう。視力を補う眼鏡、聴力を補う補聴器なども同様です。こうしたリハビリテーション分野と工学分野の協働で障害をもった人々の問題解決を図る取り組みが、広い意味での**リハビリテーション工学**です。

6-1-2. リハビリテーション工学の範囲

　リハビリテーションで行う治療を補助する機器や、人の目だけでは把握しきれない複雑な身体運動を定量的に計測して評価や分析に用いるシステムなど、リハビリテーション工学はさまざまな形でリハビリテーションに関与します。リハビリテーション工学は、単に障がい者にとって便利な「もの」をつくる分野にも思われがちです。たとえば、義足は失われた運動器の機能を補完する「もの」に思えます。しかし、単なる「ものづくり」にとどまらず、人の感覚機能、脳機能、運動機能の情報ループを活用して能力を再獲得するという一面をもっています。義足の例でも、切断部に装着するソケットから断端に加わる荷重感覚を得て、脳が立位姿勢のバランスを制御する処理の一部を再構築することで、義足部を新たな運動器として有効に活用できるようになります。その過程には、リハビリテーション専門職の関与が不可欠です。

6-1-3. 機器の供給体制

リハビリテーション工学は，心身機能を補助代行する機器をとおして，自立生活や教育，社会参加などの活動を支援することを目的としていますが，どの分野までを含むかについて国際的に統一した見解はありません．**テクニカルエイド** technical aids，または**アシスティブ・テクノロジー** assistive technology と呼ばれることもあり，近年では後者が海外で頻繁に使われています．リハビリテーション工学が工学の1分野を指し，主に開発に主眼がおかれる傾向が強いのに対して，アシスティブ・テクノロジーは機器開発から利用者への供給体制，使用法の習得などの広い範囲をカバーする用語として用いられます．

心身機能の補助や代行を目的とする機器は，どんなにすぐれた機器でも家電機器のようにつくって売るだけでは普及しません．機器を必要とする人に適切に供給されて十分な役割を果たすためには，**表6-1** のようにさまざまな専門家がかかわる必要があります．これを大きく分けると，機器開発，製造，選定，入手，調整・指導訓練，メンテナンスといった段階があり，それぞれに専門家の関与が必要になります．リハビリテーション科医やセラピストは主に機器の適合判定と導入，使用の指導・調整・訓練，有効性の評価などに関与します．

6-1-4. リハビリテーションへのインパクト

昨今の科学技術の進歩は急速で，新たな技術が次々と出現します．広い視野で医療全般を眺めると，工学技術の応用によって医療は飛躍的な進化を遂げてきた歴史があります．ほかの医療分野と比べると，リハビリテーションの分野では伝統的に用いられてきた機器を除き，工学的な技術との新たな融合による実用化事例がまだ少ない段階です．しかし，昨今の技術の進歩により，リハビリテーション分野でも新たな実用化事例が次々と現れると予想されています．本章では，これまでに多くの障がい者に利益をもたらしてきた各種の機器を紹介するとともに，今後飛躍的な進展が期待される機器まで解説します（**エッセンス6-1**）．

表6-1 リハビリテーション工学（アシスティブ・テクノロジー）にかかわる分野と役割

関連分野	役割
設計・開発	ニーズをもとに新たな機器を創造して具現化する
評価・試験	新たな機器の性能や有効性を検証する
製造・販売	機器を必要な人に供給する体制を構築する
機器選定	障害の評価をもとに最適な機器を選択する
機器入手（購入補助・リース）	迅速かつ少ない負担で入手できるよう支援する
調整（チューニング）	利用者に適合するように機器の調整を行う
トレーニング	機器を使用するために必要な指導・訓練を行う
保守・修理	機器を継続して使用するためメンテナンスを行う

コラム⑩

医療と工学

　血液検査は病院で行う検査の代表例ですが，昔は患者さんの血液を技師が手作業で分析していました．20世紀半ばに自動血液分析装置が開発されて，多数の血液を同時に自動で手早く分析できるようになり，多くの患者さんが血液検査の恩恵を受けられるようになりました．20世紀の後半には，CT（コンピュータ断層撮影）やMRI（核磁気共鳴画像法）検査が開発・実用化されて，身体を切らずして内部の様子や病変がわかるようになりました．そのほかにも内視鏡や手術ロボットなど数々の工学技術が医療に応用されて高い成果をあげており，工学技術が医療の進歩に大きく貢献をしていることがわかります．

エッセンス6-1

ロボットや人工知能がリハビリテーションに活用されだしているのじゃ

リハビリテーション専門職の積極的関与が重要ですね

6-2. 自助具

6-2-1. 自助具の定義

　自助具は，心身機能の障害で困難となった動作や行為を自分自身でできるだけ容易に行えるように特別に工夫された道具・器具・補助具です．ただし，杖や歩行器は自助具には含まれません．自助具は食事，更衣，整容，入浴などの**ADL**や，調理，掃除，洗濯などの**IADL**，あるいは読書といった余暇活動の中で，主に上肢を使う動作を容易にする生活補助具を指します．また，対象者ごとに異なる心身の状況に応じて個別に選択・調節・製作された道具であるという点も自助具の特徴です．

　自助具は対象者の心身の状況にあわせてもっとも使いやすくなるよう改良や調節が施される点に大きな意味があります．そのため，対象者の心身機能や生活動作などの状態を専門家がきめ細かく評価して，その結果にもとづいたカスタマイズによって最適な生活補助具として機能します．定型的な市販品もありますが，それが対象者に十分対応できていないときには改良を加えます．市販品の改良だけでは対象者への適合が不十分な場合，自助具そのものを新たに製作することも少なくありません．このような特徴から，自助具の処方には豊富な知識と経験が必要です．

6-2-2.　食事動作用の自助具

　食物を食べる一連の動作になんらかの困難がある場合，**自助具**の使用で解決する事例は少なくありません．**図6-1**に食物を口に運ぶ動作を補助する自助具の例を示します．**図6-1A**はスプーンを握りやすくするために，柄の部分を太くした自助具です．**図6-1B**のような先が曲がったタイプもあります．**図6-1C**は，2本を一体化させて，バネの力で開くように工夫された箸です．これらの自助具は単に食物を口に運ぶだけでなく，食物を切り分けたり食器の中でかき集めたりなど一連の食事動作に対応できるよう，上肢の機能の総合的な評価から選ぶ，または製作する必要があります．

6-2-3.　更衣・整容動作用の自助具

　股関節や膝関節に関節拘縮があると手が足先まで届かず，靴下やストッキングの着脱が困難になることがあります．**図6-2A**はそうした人が靴下やストッキングを履けるよう工夫された自助具で，**ソックスエイド**または**ストッキングエイド**と呼ばれます．**図6-2B**は押しやすい構造の爪切りです．片手だけでその指の爪を切れる爪切りもあります．そのほかの整容動作では，柄を長くしたブラシを用いることで，頭上まで手が届かない人の整髪動作が自立するなど，さまざまな自助具が利用されています．

6-2-4.　入浴動作用の自助具

　入浴動作用の自助具の例として，タオルを上手に握れない人に適した，持ち手（ループ）を縫い付けた洗身用タオルや，持ち手が長く大きく湾曲した洗身用ブラシ（**図6-3A**）があります．ノズルを押した手でシャンプーも受けられるように工夫された容器が**図6-3B**です．いずれも入浴中に生じる各種の不便を解消するために工夫が施された自助具の例です．

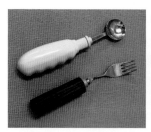
A　柄を太くしたスプーン

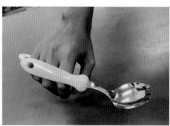
B　使いやすい方向に先が曲がっ
　　たスプーン

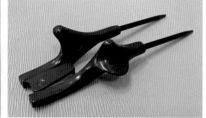
C　2本が一体化してバネで開く箸

図6-1　食事動作用の自助具
A：握りやすくするために，弾力があるスポンジ素材や，形状の加工が容易な樹脂素材で柄の部分を太くしている．使う人にあわせて加工できることがポイント．
B：握りがむずかしい人は指にはさみ込んで手に固定する方法をとる．スプーンの先を口に向けづらいケースではスプーンの先を曲げると使いやすくなる．
C：2本の箸の片側を一体化して，バネの力で箸先が開くように工夫された自助具．利き手ではない手でも容易に箸が使えるようになる．

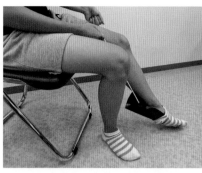 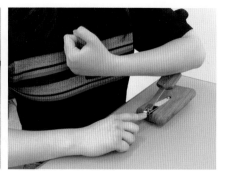

A　ソックスエイド（ストッキングエイド）　　B　押しやすい台付き爪切り

図6-2　更衣・整容動作用の自助具

A：靴下を開いて固定する部分に長いひもが付いており，手が足先まで届かなくても楽に履く
　　ことができる．
B：押す部分が広く長いので，指の力が弱い人や指先の細かい動きが苦手な人が身体の使いや
　　すい部位で押して爪を切ることができる．

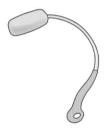 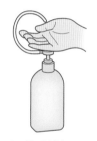

A　柄が長い　　　　　B　片手だけで
　洗身用ブラシ　　　　出せる液体ボトル

図6-3　入浴動作用の自助具

A：身体を洗うためのブラシやスポンジに
　　長い柄が付いている．柄が大きく湾曲
　　していることで，背中など身体の裏側
　　も手を伸ばさずに洗うことができる．
B：ノズルを押すタイプの容器は液体を反
　　対の手で受けるが，ノズルの先を容器
　　の上部まで伸ばすことで，片手だけで
　　この作業ができるように工夫されてい
　　る．

6-2-5. そのほかの動作用の自助具

　そのほかの用途の自助具には，**図6-4A** のような**リーチャー**があります．手
が届きづらい遠くのものをかぎ状の先端に引っかけて引き寄せることができま
す．**図6-4B** はペットボトルなどのキャップを開けやすくする自助具です．

　これらの自助具の事例をみると，障害をもった人だけではなく，障害がない
人にとっても使いやすいものが数多くあります．柄の長い洗身用ブラシは誰に
とっても楽に背中を洗える道具になり，片手でシャンプーを出せるボトルも誰
でも使いやすいでしょう．障害をもった人が使いやすい製品は誰にとっても使

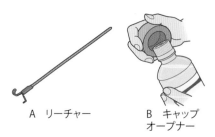

A　リーチャー　　　　B　キャップ
　　　　　　　　　　　　　オープナー

図6-4　そのほかの動作用の自助具

A：手が届きづらい遠くのものをかぎ状の
　先端に引っかけて引き寄せることがで
　きる．カーテンの開閉や洗濯槽の底に
　ある衣類の取り出し，湯沸かし器やテ
　レビ本体のスイッチを押すなど使いか
　たもさまざまである．
B：つまむ力が不足している，または回す
　力が不足している人は小さなキャップ
　を開けるのに苦労する．そうした人が
　キャップを開けやすいように，力が加
　わりやすい工夫がされている．

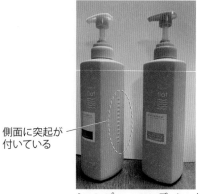

側面に突起が
付いている

シャンプー　　コンディショナー

図6-5　シャンプー容器側面の突起

手で触るだけでシャンプーの容器かコンディ
ショナーの容器か判別できる．洗髪中は誰で
も目を閉じるので，視覚障害のない人にとっ
ても便利である．

いやすい可能性があり，このような視点で設計された製品は**ユニバーサルデザイ
ン**と呼ばれます．視覚障害者がコンディショナーの容器と区別ができるよう
にシャンプー容器にだけ上面と側面にギザギザの突起が付いています（**図6-
5**）．洗髪中は誰でも目を閉じるので，これは視覚障害のない人でも触って区別
がつきます．同様に，少ない握力で切れるはさみや，自動販売機の受け皿状に
なった硬貨投入口も，誰にとっても使いやすい事例です．こうしたユニバーサ
ルデザインの考えかたは，一般的な工業デザインでも重視されるようになって
います．

6-2-6.　自助具の給付制度

　自助具を含めた福祉用具を入手する際には，5章で触れた各種の給付制度が
適用されて，費用負担が軽減されます．自助具も種類によっては老人福祉法，
身体障害者福祉法，児童福祉法，障害者総合支援法による給付制度の対象品目
になっています．ただし対象者にあわせて改良した自助具や個別に製作した自
助具に給付制度が適用されるかどうかは自治体によって異なります．材料費な
どの製作にかかる費用を全額支給（上限額あり）する制度をもった自治体以外
では，自己負担で入手することもあります．

練習問題

脳血管障害後に左片麻痺になった右利きの人が使用する自助具として正しいのは次のうちどれでしょう.

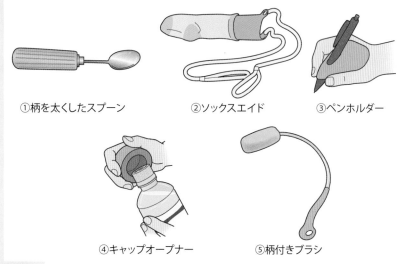

①柄を太くしたスプーン　　②ソックスエイド　　③ペンホルダー

④キャップオープナー　　⑤柄付きブラシ

解説　⑤
①：×. 利き手を使った食事に不便はありません.
②：×. 両手を使うので扱いが困難です.
③：×. 利き手を使った書字に不便はありません.
④：×. 両手を使うので扱いがむずかしいです.
⑤：○. 片手で扱えて, 手が届きづらい部位を洗うのに便利です.

6-3. 歩行補助具

6-3-1. 歩行補助具の種類

　歩行はさまざまな生活機能を支える移動動作であり, 安全で実用的な歩行が困難になった場合, 歩行補助具を使って歩行を継続するか, 車いすを使用するかの判断に迫られます. 歩行補助具は大きく分けて**杖, 歩行器, 屋外用歩行車**があり, いずれも上肢の力を利用して歩行を安定させる点で共通しています. また, 立位では支持基底面 (身体と床が接した部分を囲んだ面) の中に身体重心の垂線を保持しなければ姿勢の安定性を保てませんが, 歩行補助具は支持基底面を拡大する役割を果たします. つまり, 歩行補助具は単に上肢で支えるだけでなく, 身体を支える面積を拡げて安定性の維持に貢献します.

6-3-2. 杖

　杖はもっとも多く使われている歩行補助具です. **図6-6**に主な杖の種類を示します. 医療用の杖としてもっとも多く使われるのは**松葉杖**です. 腋を載せて使うイメージですが, 実際は腋窩と横木とは間隔を空けて使用します. 片側で使う場合は患肢と反対側でもちます. 相応のバランス能力を要するので, 一般的に高齢者には向きません.

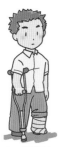
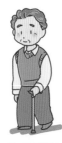
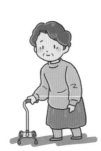
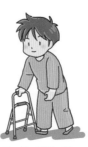
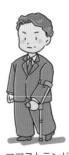
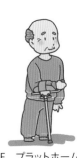

A　松葉杖　　　B　T字型杖　　　C　多点杖　　　D　サイドケイン　　　E　ロフストランド・　　F　プラットホーム・
　　　　　　　　　　　　　　　　　　　　　　　　　　　　　　　　　　　　　クラッチ　　　　　　クラッチ

図6-6　主な杖の種類
A：握りと腋窩下ではさむ横木（脇あて）をもつのが特徴．両手で使用すると片側の下肢を浮かせたまま歩行できる．
B：T字杖とも呼ばれる．シンプルな形状で軽いため使い勝手がよく，もっとも普及している杖である．
C：図は脚が4つの4点杖．T字型杖では安定した歩行がむずかしい人に向いている．重くなるのが難点．
D：多点杖より，さらに安定性が高く，上肢の力があればより多くの体重を預けることができる．重量が重く，持ち上げる力も必要なため，この杖が適した人は多くない．
E：T字型杖の上部に前腕をあてるカフをもつのが特徴．握りと腕の固定の併用でより安定した体重の支持ができる．肘の伸展筋力が弱い場合はカフが上腕まで伸びているタイプ（カナディアン・クラッチ）もある．
F：手指や手関節に変形や痛みがあって，握り部分で体重を支えることがむずかしい人向けの特殊な杖．体重は主に前腕で支えることができる形状となっている．

T字型杖は使用する人に適した長さにあわせる必要があり，簡単に調整できるものもあります．安定性が低いのでそれほど多くの体重を預けることはできません．T字型杖より高い安定性を得るために，杖先を複数に分けた杖が**多点杖**（多脚杖）です．同じ目的で安定性を高めて，より体重を傾けやすくなるように工夫された杖が**サイドケイン**（サイドウォーカー）です．また，グリップの上に杖を前腕で固定できるカフが付く**ロフストランド・クラッチ**や，カフがさらに上の上腕部に付く**カナディアン・クラッチ**という杖もあります．握力が弱い場合や，手や手関節に変形や痛みがある場合は，主に前腕を使って支える**プラットホーム・クラッチ**が適しています．これらの杖のうち，T字型杖以外は介護保険制度での福祉用具貸与（レンタル）対象品となっています．

また，視覚障害者用の白色の歩行補助杖は**白杖**といいます．これは身体を支えるためではなく，歩行中に周囲の路面の状況を杖先で触知する目的で使用し，長さは1m以上あります．白杖は身体障害者手帳の取得により，補装具として給付されます．

6-3-3.　歩行器

杖以外の歩行補助具に**歩行器**があります．4脚がフレームで連結した頑丈な構造に両腕でつかまるため，杖よりも多くの体重を支持できるだけでなく，安定性も良好です．4脚が杖先のような形状をした歩行器は両手で持ち上げて前方移動するので，**ピックアップ型歩行器**と呼ばれます（**図6-7A**）．

脚の先端が車輪になっている歩行器は**歩行車**と呼ばれることがあります．4脚のうちの前方2輪だけが車輪になっているタイプ（**図6-7B**）は，前進するために後ろ2脚を持ち上げる必要があります．4脚とも車輪になっている歩行車

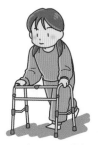 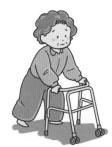 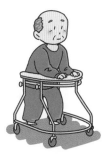

A　ピックアップ型
　　歩行器

B　前方2脚が車輪の
　　歩行器

C　4脚とも車輪の
　　歩行器

図 6-7　歩行器の種類

A：床についたときの安定性がとくに高く，片側下肢の免荷歩行が可能で，両松
　葉杖での免荷歩行では安定性が不十分な人に適している.
B：全体を持ち上げずに後ろの2脚を軽く持ち上げると楽に前方移動ができる.
C：押すだけで容易に前進するので，歩行器を持ち上げる力がない人に向いてい
　る.

（**図 6-7C**）は持ち上げることなく押すだけで前進します．歩行車は両肘を載せ
て前腕で体重支持ができるタイプが多く，握る力や肘の伸展筋力が弱い人でも
使いやすい構造になっています．しかし4輪歩行車は前進する勢いを止めにく
い欠点もあるので注意が必要です．ここで触れた歩行器・歩行車は介護保険制
度での福祉用具貸与（レンタル）対象品となっています.

6-3-4. 屋外用歩行車

　前述の4輪歩行車は車輪が比較的小さく，床が平坦な屋内専用の歩行補助具
です．**屋外用歩行車**は，大きめで向きを変えやすい車輪（キャスター）が特徴
で，完全な平坦ではない屋外に対応しています（**図 6-8**）．荷物用のバッグが付
いているタイプや，簡易座面が付いているタイプなど，屋外歩行を補助して行
動範囲を拡大し，さらに買い物などの自立を支援する歩行補助具として多彩な
製品が用意されています（**図 6-8A**）．屋外用歩行車も介護保険制度の福祉用具
貸与（レンタル）対象品となっています.

　一方，歩行補助を目的とする**シルバーカー**という器具もあり，屋外用歩行車
とよく似た形状をしています（**図 6-8B**）．シルバーカーは介護保険制度の福祉
用具貸与（レンタル）対象外となっており，自費で入手する必要があります．
屋外用歩行車とシルバーカーを見分けるには，**図 6-8C** のように4輪の位置と
足の位置の関係を確認します.

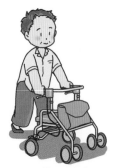 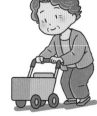 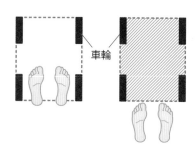

A　屋外用歩行車　　　B　シルバーカー　　　C　屋外用歩行車とシルバーカーの違い
（上から見た図）

図6-8　屋外用歩行車とシルバーカーの見分けかた

A：身体の両側で支える形の握りバーが付いているのが特徴．握りバーにはブレーキが備わっている．2つの前輪は車いすの前輪のように容易に向きが変わるようになっている．

B：握りバーが身体の前面だけに付いている．前に押しやすい構造だが，前屈みの姿勢になりやすい欠点がある．

C：屋外用歩行車は4輪が囲む範囲に足を置ける．その範囲に足を置けない構造になっているのがシルバーカーである．

練習問題

介護保険制度の福祉用具貸与（レンタル）の対象品となっている歩行補助具として<u>誤っている</u>のは次のうちどれでしょう．2つ選びましょう．

①ロフストランド・クラッチ
②T字型杖
③松葉杖
④ピックアップ型歩行器
⑤シルバーカー

解説　②，⑤

　介護保険制度の福祉用具貸与（レンタル）対象品の杖は，松葉杖，カナディアン・クラッチ，ロフストランド・クラッチ，プラットホーム・クラッチ，多点杖（サイドケインを含む）に限られます．屋外用歩行車も対象品に指定されていますが，シルバーカーは対象外です．

6-4. 車いすとシーティング

6-4-1. 車いすの分類

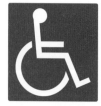

図6-9　国際シンボルマーク

　車いす wheelchair は歩行補助具を用いても実用的な歩行が困難となった人が利用する福祉用具です．国際シンボルマーク（**図6-9**）には車いすに座った人がデザインされており，社会的認知度がもっとも高い福祉用具といえます．

　車いすは駆動方法によって**手動車いす**と**電動車いす**に大別されます．手動車いすは自走用と介助用に分かれ，自走用は大きな後輪で駆動する標準型のほかに，片側の後輪のみで駆動できる片手駆動型などがあります．介助用は小さな後輪が特徴で，座っている人の上肢では駆動できない構造となっています．ま

た製造方法による分類では，大量に生産されて安価な既製品，身体にあわせて個別に製作するオーダーメイド品，多数の部品（モジュール）から選んだものを組み立てて製作する準オーダーメイドの**モジュラー式車いす**があります．

6-4-2. 車いす各部の名称

図6-10に自走用標準型車いすの各部の名称を示します．このうち，**フットサポート**は移乗する際に邪魔になるので，側方に跳ね上げるタイプが一般的です．フットサポートと**レッグサポート**が左右に開くタイプや，レッグサポートごと取り外せるタイプもあります．車いすから側方にあるベッドなどに平行移動したいときには**アームサポート**が邪魔になるので，アームサポートをフレームごと取り外せる着脱式のものもあります．また，**バックサポート**の角度が単独で変えられる**リクライニング機構**や，シートとバックサポート，アームサポート，レッグサポートが一体となって全体が後傾する**ティルト機構**を備えた車いすもあります．

6-4-3. 車いすの身体適合

車いすは移動手段として利用されるだけでなく，移動先でそのまま座り続ける使いかたもされます．そのため，利用者の身体に適合した形状であることが重視されます．身体に適合した車いすを処方するためには，利用者の身体各部の寸法を測りますが，**図6-11**は主な身体寸法の測定項目を示しています．この寸法をもとにシート，バックサポート，アームサポートのサイズを決定します．これらの基準にはどれも数cmの幅がありますが，身体寸法以外の要因も

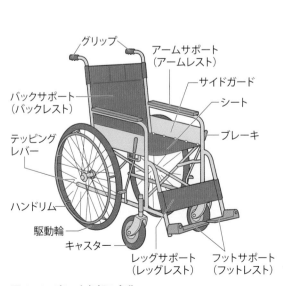

図6-10　車いす各部の名称

グリップ

アームサポート
（アームレスト）

バックサポート
（バックレスト）

サイドガード

シート

ブレーキ

テッピング
レバー

ハンドリム

駆動輪

キャスター

レッグサポート
（レッグレスト）

フットサポート
（フットレスト）

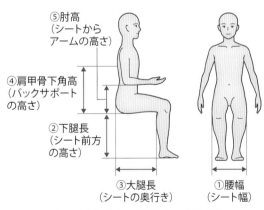

⑤肘高
（シートから
アームの高さ）

④肩甲骨下角高
（バックサポート
の高さ）

②下腿長
（シート前方
の高さ）

③大腿長
（シートの奥行き）

①腰幅
（シート幅）

図6-11　車いす身体適合の基準となる身体寸法
①シート幅は腰幅寸法より2〜5cm広くする．
②シート前方の高さは下腿長より4〜8cm高く設定する．座面にクッションを敷く場合はその厚さを差し引く．
③シートの奥行きは大腿長より2〜5cm短くする．
④バックサポートの高さは肩甲骨下角高より低くする．
⑤シートからのアームサポートの高さは肘高より1〜2cm高くする．バックサポートとアームサポートの高さは，座面にクッションを敷くときには，その分だけ上乗せする．

考慮して，さらに寸法を絞り込みます．

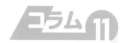

車いす各部の適切な寸法

　身体寸法による車いすの寸法設定には数cmの幅があり，さらに寸法を絞り込むには車いすの用途などを考慮します．広いシートはこぎづらく，腰幅に近いほうがこぎやすくなりますが，防寒衣料を着ると窮屈になります．自力駆動をしないなら，シート幅は介助者の手が入るように左右あわせて5cmほど隙間を空け，姿勢安定や安楽を求めてバックサポートも高めに設定します．足で駆動する場合はシート高を下腿長と同じに高さに，シート奥行きも大腿長から3〜5cm短くしてシートの前端と膝裏の間隔を多めにします．このように利用目的や方法によって細部の寸法が絞り込まれます．

6-4-4. 座位姿勢とシーティング

　車いすに長時間座っていると，姿勢が変化して不良な座位姿勢となることがあります．とくに関節可動域制限や脊椎変形，痛みがある人，あるいは座位保持が不安定な人は，姿勢に影響を及ぼしやすく，不良姿勢への注意を要します．代表的な不良姿勢には，臀部がシートの前方に移動して，背中がバックサポートにもたれかかった**仙骨座り**（すべり座り，**図6-12**）があります．仙骨座りの対策には，アンカーサポートを用いたり，ランバーサポートを入れる方法などが取られます（**図6-13**）．そのほかの不良姿勢として，体幹が側方に寄った**傾き座り**（**図6-14**）があります．

　ただし，私たちも長時間座るときにはどちらかに傾いた姿勢を取るのが普通で，同じ部位が圧迫され続けないように定期的に姿勢を変えています．つまり，同じ姿勢で長時間にわたって不動でいることは不自然であり，車いすでも不良姿勢そのものより，不良姿勢のまま修正できないことが問題となります．できるだけ不良姿勢を常態化させず，姿勢を変えやすくすることが重要です．この

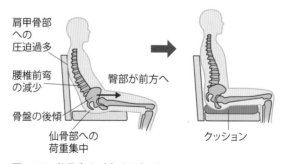

図6-12　仙骨座り（すべり座り）
体幹筋力が弱いため骨盤が後傾して臀部が前方にすべる，あるいはバックサポートに意識的に背をあてて体幹の安定を図ろうとするなどの要因で生じる．

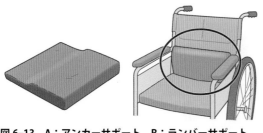

図6-13　A：アンカーサポート，B：ランバーサポート
A：シートクッションの坐骨があたるやや前方に段差を設
　けて臀部が過剰に前ずれするのを防ぐ．この段差の位
　置はアンカーポイントと呼ぶ．
B：シートの奥行きが大きすぎると臀部が前方にずれやす
　くなるため，腰椎の後弯や骨盤の後傾を防ぐ効果があ
　るランバーサポートを入れる．

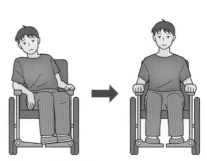

図6-14　傾き座り
傾くこと自体は問題ではなく，傾いたまま
自力で修正できないことが問題である．

ような不良姿勢の防止と姿勢を変えやすくする一連の対処を**シーティング**と呼
びます．関節拘縮や脊柱変形がある場合はシーティングの重要性がさらに増し
ます．とくに重度の運動障害と四肢や体幹の高度な変形がある人には，その人
の身体形状に適合するような特別なシートを個別に作成することもあります．

6-4-5. 電動車いす

　電動車いすは自力での実用的な駆動が困難な人に適しており，バッテリーか
らの電力でモーターを回転させて走行します．古くから普及している電動車い
す（**図6-15A**）は，シート下に固定されたバッテリーとモーターで後輪を駆動
させます．一方，モーターが後輪に組み込まれたタイプの電動車いすもありま
す（**図6-15B**）．一般的な電動車いすの操作は，アームサポート前部の操作パネ
ルのジョイスティックで行います．ジョイスティックを倒した方向に進み，通
常は倒した角度に応じて走行速度が変わります．

　また高齢者向けの1人乗り電動カートである**シニアカー**も電動車いすとして
扱われる福祉用具で，自転車のようなハンドルとアクセルレバーで操作するの
で**ハンドル形電動車いす**とも呼ばれます（**図6-15C**）．これらの電動車いすは
ハンドル形も含めて介護保険制度の福祉用具貸与（レンタル）対象品（要介護
2以上）となっています．

6-4-6. 屋外での車いすの位置づけ

　自転車は車両扱いなので基本的に車道を走行しなければいけませんが，車い
すは屋外では車両ではなく歩行者の扱いになります．電動車いすやシニアカー
も歩行者扱いなので，歩道を走行しなければならず，自転車専用レーンの走行
はできません．車いすの弱点は，大きな段差や階段の昇降ができない点ですが，
海外では2輪だけで倒立して走行できる電動車いすや，ブルドーザーや雪上車
のようなクローラーを使って階段も昇降できる電動車いすなどさまざまなタイ
プの電動車いすが市販されています．日本では道路交通法で定められた基準に
適合した電動車いすだけが公道を走行できます．そのため現在のところ，海外

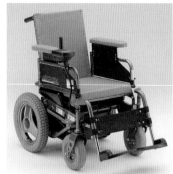
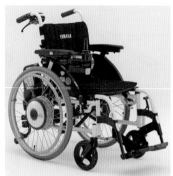
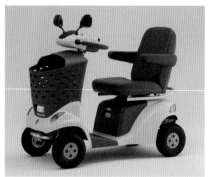

A　電動車いす（バッテリー固定型）　B　軽量型電動車いす　　　　　C　ハンドル形電動車いす
　　（画像提供：スズキ株式会社）　　　（画像提供：ヤマハ発動機株式会社）　　（画像提供：スズキ株式会社）

図6-15　主な電動車いす

A：古くから普及している電動車いす．シート下の固定バッテリーとモーターで後輪を駆動させる．強固なフレーム構造で重量は70kg前後になるが，屋外での安定性が良好である．

B：モーターが後輪に組み込まれた電動車いす．標準型の車いすと似た形で軽量（20kg台）なので，折りたたんで自動車に載せることもできる．このモーター付き後輪は手動車いすの後輪と付け替えることで，手動車いすを電動車いすに変更することもできる．

C：屋外での移動に特化した電動カート．ごく短い距離なら歩ける人が，屋外で長い距離を移動したいときに使用する．

の先進的な電動車いすの多くは，そのままでは日本国内で利用することができません．

練習問題

身体寸法の測定結果を図に示す．クッションは使用しない場合の車いす基本寸法で正しいのは次のうちどれでしょう．

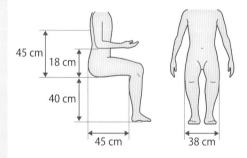

①シート幅：45cm
②シート奥行き：45cm
③シート高（床から）：45cm
④バックサポート高（シートから）：55cm
⑤アームサポート高（シートから）：15cm

解説　③

　①：×．シート幅が広すぎます．腰幅プラス2～5cmです．
　②：×．シート奥行きが長すぎます．大腿長マイナス2～5cmです．
　③：○．シート高は下腿長より5cm高いので適正な範囲です．
　④：×．バックサポート高は肩甲骨下角よりも10cm上方まであり高すぎます．
　⑤：×．アームサポート高は肘高より小さいため低すぎて姿勢が傾きやすくなります．

6-5. コミュニケーション支援機器

6-5-1. 携帯用会話補助装置

　音声や筆談による意思の表出がむずかしく，他者とのコミュニケーションに困難を抱えている人を補助する**コミュニケーション支援機器（コミュニケーションエイド）**には，さまざまな種類があります．もっともシンプルな用具は50音表のような文字盤で，指で指し示したり，相手が指し示した文字を確認したりすることで，相手に意思を伝達できます．

　電気的な機器では，30年以上前に発売されたトーキングエイド（株式会社ナムコ）が有名です．これは装置上に配列された50音などのキーを押して作成した文やメッセージを合成音声で相手に伝える装置です．この種の機器は小型で持ち運びが容易なことから**携帯用会話補助装置**と呼ばれます．そのほかに話す頻度が高いメッセージを事前に録音しておき，数個のキーから選択するとそのキーに対応したメッセージが発話される機器もあります．キー操作で音声を発する一連の携帯用会話補助装置は**VOCA**（voice output communication aids：**音声出力コミュニケーションエイド**）とも呼ばれます．少数のシンボルからメッセージを選択するスーパートーカー（パシフィックサプライ株式会社，**図6-16**）のような装置は子供でも使用しやすいため，他者への伝達行動が少ない人のコミュニケーション行動の形成支援にも用いられます．

6-5-2. 人工喉頭

　喉頭がんなどで喉頭を摘出する手術では，声帯を失うために発声が困難になります．声帯機能以外に問題がないケースでは，声帯がつくる振動に代わる振動音源があれば発声が可能になります．この方法は**代用発声法**と呼ばれ，食道

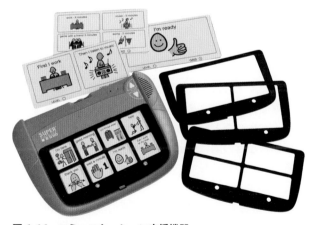

図6-16　コミュニケーション支援機器
スーパートーカー（画像提供：パシフィックサプライ株式会社）．
パネル上の小さなキーを押すことが困難な人でも大きな押しボタンのシンボルからメッセージを選択して，音声で出力してくれる．

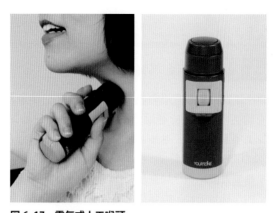

図6-17　電気式人工喉頭
（画像提供：電制コムテック株式会社）
側面のボタンを押すと装置の上面が振動する．そこを喉
のあたりに押しあてると，振動が口腔内に伝わって発声
が可能となる．

発声法（げっぷで発声する），シャント法（手術で気管と食道間に振動する気道
を設ける），**電気式人工喉頭**（**図6-17**）などがあります．人工喉頭は器具によっ
て声帯の代わりに振動をつくりだします．電気式人工喉頭は使いかたの習得が
容易で，長い時間発声ができるなどの利点がある一方で，イントネーションが
ない機械的な声になる欠点があります．そこで，振動に高低をつけて抑揚のあ
る発声を得るために，スライド式スイッチを指で上下させて音ごとの高低を調
節できる機器もあります．前項の携帯用会話補助装置と電気式人工喉頭は日常
生活用具給付等事業が適用されて対象者は自治体からの補助が得られます．

6-5-3.　モバイル情報端末によるコミュニケーションエイド

　スマートフォンやタブレット端末の普及により，それらをコミュニケーショ
ンツールとして利用するアプリも拡がっています．現在ではトーキングエイド
（株式会社ナムコ）のような専用機器は，一般的なタブレット端末の画面にキー
配列やメッセージシンボルを表示し，タップして作成したメッセージを合成音
声で読み上げるスマートフォン用アプリとして生まれ変わっています．モバイ
ル情報端末には，カメラ（視覚），マイク（聴覚），読み上げ（発話）の機能が
標準で備わっています．これらの機能を利用して，視覚障害でパンフレットや
展示パネルなどを読むことができない人のために，小さな2次元音声コードを
印刷物などの隅に配置し，それをカメラで読み込ませると文字情報を読み上げ
るアプリが普及しています．

　このような音声コードでは，日本視覚障がい情報普及支援協会が開発した
Uni-Voice が普及しており，官公庁などでも利用されています．たとえば，年
金の通知書類などに Uni-Voice のコードが印刷されており，小さな文字の見え
づらい高齢者がスマートフォンのカメラでコードを撮影すると記載内容を音声
で知ることができます（**図6-18**）．このコードは多言語に対応しているので，
文字情報を外国語で読み上げることも可能です．そのほかには，聴覚障害者と

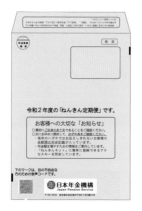

図 6-18　年金書類
左下の黒い模様が Uni-Voice. 小さな文字
の見えづらい高齢者がスマートフォンのカ
メラで Uni-Voice を撮影すると印刷された
内容を音声で読み上げてくれる.
［音声コード Uni-Voice の掲載については
（特非）日本視覚障がい情報普及支援協会の
許諾を得ています］

のコミュニケーション支援用アプリとして，短い音声をマイクで拾って，文字
に変換してディスプレイに表示する機能をもったアプリが利用されています.

6-5-4.　重度障害者用意思伝達装置

　残存機能に応じてスイッチなどの入力手段を用いて，寝たままでも電化製品
など周辺にある機器を操作できるようにする**環境制御装置** environmental control
system（ECS）は，重度障害者の生活を支援する装置として以前から活用され
ていました. テレビ，エアコン，照明，電動ベッド，電動カーテン，電話機，
ドアロックなどの電源や操作部を環境制御装置に接続し，身体のそばに配置し
た入力手段で制御内容を選びます. この種の技術は重度障害者用に特化したも
のとして価値がありましたが，現在ではスマートフォンのようなモバイル情報
端末とインターネットで，誰もが外出先から留守宅のエアコン操作や風呂の給
湯操作，照明の消し忘れの確認などができるようになりつつあります. こうし
た技術は**IoT**（Internet of Things：モノのインターネット）と呼ばれ，電気的な
機器を遠隔操作する環境制御機能は障がい者用から誰もが利用する一般用に
なったといえます.

　環境制御装置の機能は，電化製品を操作できることよりも，自らの意思をど
のように情報機器に伝達するかという点が本質的に重要です. 機械との接点は
インタフェース，または人と機械の接点を強調する**ヒューマン・マシン・イン
タフェース**と呼ばれます. 障がい者に限らず，人の運動，知覚，認知特性を考
慮した装置設計は，使用する際の利便性，安全性，信頼性などを高めます.

　高位頸髄損傷者や重度の神経・筋難病者では，コミュニケーションの支援が
きわめて重要な課題となります. **意思伝達装置**はなんらかの手段で意思を伝え
るための装置の総称です. 重度障害者用意思伝達装置は専用機器や画面に表示
されたキーを順に走査（スキャン）して，文字やシンボルを入力する方法が一
般的に使用されます. 文字列のスキャンや文字の選択操作は**入力スイッチ**で行
います. **表6-2**に重度障害者用意思伝達装置で使用される代表的な入力スイッ
チを示します. 対象者の残存機能に応じたさまざまな入力スイッチがあり，セ
ラピストやリハビリテーションエンジニア，機器メーカーなどが協力してその
人が使用しやすいスイッチ候補を提示して，試用を重ねたうえで対象者が選択

表6-2　意思伝達装置に用いる主なスイッチの種類

スイッチの種類	入力動作	入力する部位
ボタンスイッチ（接点式入力）	押す，引く，傾ける	指，手掌，頭部，腕，足
接触スイッチ（帯電式入力）	触る	指，舌，唇，頬，額
呼吸スイッチ（空気圧入力）	呼気，吸気	口
光スイッチ（光電式入力）	瞬き，接触	眼，指，舌，唇，頬，額
圧力スイッチ（感圧式入力）	握る，押す	手掌，指，頬
筋電スイッチ（筋電式入力）	力を入れる	額，頬，眼球，指

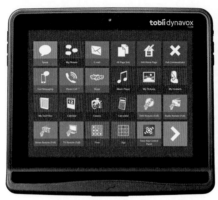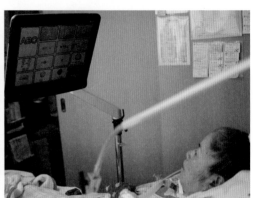

図6-19　視線入力装置マイトビー（画像提供：株式会社クレアクト）
使用者が見ている画面上の位置にマウスカーソルが現れ，視線で動かすことができる．注視するとクリック操作ができる．

します．近年では，**視線入力方式**（**図6-19**）や，**音声入力方式**など，スイッチ操作に頼らないインタフェースが用いられるようになっています．

　以上のように，重度障害者用意思伝達装置は，「対象者に適した入力方法による意思伝達機能」を基本として，「環境制御機能（機器操作）」や「通信機能（外部とのコミュニケーション）」を付加する構成となります．2013（平成25）年から**障害者総合支援法**により，障害者手帳をもたない難病患者も補装具費支給制度の対象となっています．

6-5-5. ブレイン・マシン・インタフェース（BMI）

　表6-2のスイッチ類のうち，筋電スイッチは電極直下の筋（額なら前頭筋や皺眉筋）の活動電位を測定してスイッチが**ON**なのか**OFF**なのかの信号を得ます．この方法は身体が物理的にスイッチ操作するのではなく，生体電気信号を利用しており，**バイオスイッチ**と呼ばれます．

　随意運動や筋活動の検出が困難なもっとも重度な身体障害者には，**脳波** electro-encephalogram（EEG），あるいは頭皮上から光を照射して大脳皮質の血流変化を測定する**近赤外線分光測定法** near infrared spectroscopy（NIRS）を用いた入力手段（**図6-20**）が開発されています．これらは脳活動から直接的な信号を得る方法で，たとえば暗算などで脳を活性化させると「Yes」，リラックス状態を維持すると「No」の信号を検出できます．このような脳活動からその人の意思

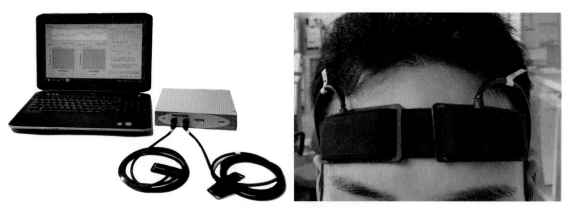

図 6-20　脳血流による入力製品「新心語り」（画像提供：ダブル技研株式会社）

を直接検出する手段は**ブレイン・マシン・インタフェース** brain-machine interface（BMI）と呼ばれ，次世代の意思伝達・機器操作手段として注目されています．この技術が目指すところは Yes/No だけでなく，その人の意思を検出することで，考えたとおりに動く機器や，脳と機器の間での直接的な情報伝達におかれています．

　海外では主に高位頸髄損傷者を対象に，大脳皮質に電極を手術で直接差し込む方法や大脳硬膜下にシート状電極を埋め込む方法が行われ，考えただけでパソコンのカーソルを動かしたり，ロボットアームを操作できることが実証されています．日本でも，NIRS，脳波，MRI を用いた**機能的磁気共鳴画像法** functional magnetic resonance imaging（fMRI）などの，手術を必要としない手段を用いた脳機能測定により，電動車いすの操作や，実験用家屋でのドア開閉や照明操作などの環境制御の可能性が検証されています．これらの例は，脳活動からYes/No のような 2 値出力を得るだけにとどまらず，多数の出力パターンを得ることが特徴で，いわばその人の「意図」や「意思」を取り出そうとしています．

　測定値からその人の意図を正しく判定するために，**人工知能** artificial intelligence（AI）による機械学習機能が用いられるようになっています．四肢の筋電位を用いた最近の事例では，1 指ごとに独立で動く前腕切断用の能動義手の動きを，断端の 3 つの筋電図の結果から手をどう動かしたいかの意図を人工知能が学習して判定し，多彩な手指の動きを思うとおりに実現できる技術が実用段階に入っています．このように，その人が考えただけで，その意図を検出できる BMI 技術の精度向上は，心身機能障害や能力障害を補填できる装置や環境を実現できるので，今後のリハビリテーション医療に大きなインパクトを与えると考えられています．

6-6. ロボティクスとリハビリテーション

6-6-1. リハビリテーション・介護・福祉用ロボットの目的と種類

　近年ではロボット技術（ロボティクス）を障がい者の心身機能や動作能力の改善に応用する試みが急速に拡がっています．ロボットと聞くと人間にそっくりな形で自分の意思で動く機械を想像しますが，身体の一部の機能を模した自律的機械もロボットに位置づけられます．医療では**手術ロボット**（自動で手術をするのではなく，医師が操作する）や**患者ロボット**（自律的な反応を示し，治療の疑似体験ができる）などが実用化されています．

　ロボットは多数のセンサーからの状態観測情報にもとづいて適切な応答をしたり，精密な動作を高速で実行したり，特定の作業をミスなく延々と繰り返すなど，人間では熟練が必要な高度な作業を実行できます．このようなロボットの利点は身体動作の補助や代行にも役立ちます．リハビリテーションや介護，福祉に関連した分野で用いられるロボットは，①ADLなどの自立を支援するロボット，②歩行能力を支援するロボット，③介護者の作業負担を軽減するロボット，④コミュニケーションなどメンタルケアを目的とするロボット，の4つに大きく分類されます（**エッセンス6-2**）．

エッセンス6-2

ロボットや人工知能がリハビリテーションに活用されだしているのじゃ

リハビリテーション専門職の積極的関与が重要ですね

6-6-2. ADL自立支援ロボット

　図6-21は**食事支援ロボット**「マイスプーン」（セコム株式会社）です．日本ではもっとも早く実用化された自立支援ロボットで，食事動作に特化しています．高位頚髄損傷や慢性関節リウマチなど自助具を使っても食事ができない人が介助者の手を借りずに食事することができます．また，軽量のアームを低出力モーターで駆動させているので，スプーンが顔にあたると動きが止まり，皮膚などを損傷するリスクを回避できる安全性が確保されています．

　海外では，手元に置かれた小型ジョイスティックとスイッチの組み合わせで細かな動きまでを操作して，食事以外に更衣動作や整容動作など広い用途に利用できるロボットアーム（iARM［Exact Dynamics，オランダ］など）が実用化されています．細かな動きまで利用者が操作するロボットは，多様なADLを

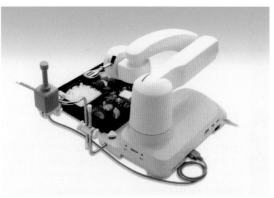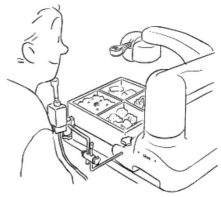

図6-21　食事支援ロボット「マイスプーン」（画像提供：セコム株式会社）
あごの動きなどでジョイスティックを操作するとスプーンとフォークがついたアームが料理をつかんで口まで運ぶので，自助具を使っても食事ができない人が介助者の手を借りずに食事することができる．料理をつかむ，口元に運ぶなどの難易度の高い動きが自動化されているため，それほど練習せずに簡単に操作できる（現在は販売終了）．

支援できる利点がある一方で，操作の難易度が高いため十分な習熟を必要とします．また誤って身体に衝突した際には，外傷のおそれが高まります．

6-6-3. 歩行能力を支援・代行するロボット

a）歩行支援ロボットの種類

　大脳や脊髄などの中枢神経系の障害や進行性の神経疾患などで歩行困難になった人の歩行の再建に，ロボット技術を応用する取り組みがはじまっています．通常のリハビリテーションでは歩行の再獲得が困難な人に，不足している筋力をロボットの動力で補って歩行を実現することができます．

　長下肢装具に似た形状の身体装着タイプのロボットは外骨格型 powered exoskeleton と呼ばれ，電動モーターによる股関節や膝関節の関節トルクのサポートで歩行動作を補助します．**図6-22** は日本で開発された HAL® 自立支援用下肢タイプ（サイバーダイン株式会社）という機器です．

　図6-23 の ReWalk（ReWalk Robotics）はイスラエルのベンチャー企業が開発した，主に脊髄損傷者を対象とした歩行アシスト機器です．そのほかに WPAL

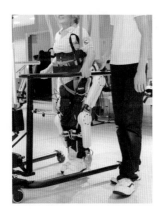

図6-22　HAL® 自立支援用下肢タイプ
（画像提供：サイバーダイン株式会社）
下肢の生体電位信号を測定して股関節と膝関節の関節トルクの制御を行う．脳から運動ニューロンを介して筋に発生した活動電位によって作動することから，対象者の意思にしたがったペースで機能回復ができる高度な機能を有している．
[Prof. Sankai, University of Tsukuba/CYBERDYNE Inc.]

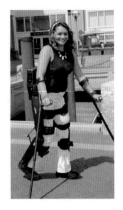

図 6-23　ReWalk
腕時計型の操作端末で起立動作・歩行などアシスト動作の種類を選び，歩行時は身体の前傾を検知するセンサーからの信号でその人の意思を反映した歩行動作をサポートすることができる．
［画像は ReWalk Robotics ホームページより引用］

（東名ブレース株式会社）は両側の股関節，膝関節，足関節の計6個のモーターが配置され，専用の歩行器とともに使用します．歩行器のグリップにあるコントローラーで制御モードなどを選択し，歩行器を押すタイミングを測定してそれを反映した歩行を補助します．

　1種類の関節だけを補助するタイプには**図 6-24** の Honda 歩行アシスト（本田技研工業株式会社）があります．この機器は両側の股関節だけをモーターで補助します．付加できる関節トルクも小さいので，ある程度自力で歩行できる人が対象です．

　歩行リハビリテーション用のロボットには，外骨格型のロボットの補助を受けながらトレッドミル上を歩く据置式の機器システムがあります．**図 6-25** に示すウェルウォーク（トヨタ自動車株式会社）は脳血管障害などで下肢麻痺がある人のリハビリテーションを支援する医療機器です．ロボット脚は膝の曲げ伸ばしを検出して麻痺がある脚を自然な歩行に導きながら，理想的な動きの歩行を継続できます．

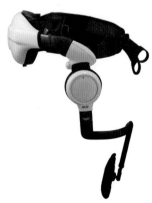
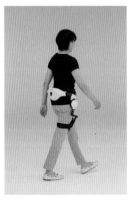
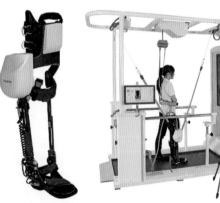

図 6-24　Honda 歩行アシスト
　　　（画像提供：本田技研工業株式会社）
両側の股関節だけをモーターで補助するタイプの機器．股関節のセンサーで歩行動作を検知して適切なタイミングで股関節屈曲・伸展トルクを加えるので，歩幅を拡大する目的の歩行訓練などに利用できる（現在はリース販売終了）．

図 6-25　ウェルウォーク WW-1000
　　　（画像提供：トヨタ自動車株式会社）
ロボット脚（左）とトレッドミル，歩行状態を確認するモニター，転倒防止用のベルトから構成される（右）．ロボット脚は膝の曲げ伸ばしを検出して麻痺がある脚を正常に近い動きの歩行に導く．

b）歩行支援ロボットの利点

　ロボット機器による歩行補助を行う際には，どのような対象者に適しているかの判断が重要です．下肢の関節拘縮や変形，重度の関節痛や異所性化骨がある場合には適応にならない可能性があります．また脳血管障害や脊髄損傷のような中枢神経疾患の麻痺筋では，筋緊張亢進の問題を抱えていることが多く，ロボットを用いた歩行で筋緊張がさらに亢進する懸念がありました．しかし，ロボットを用いた多くの事例では，筋緊張亢進の増悪は生じず，とくに筋緊張亢進が軽度から中程度例では，むしろロボットで歩行したあとに筋緊張が低下すると報告されています．

　リハビリテーションを支援するロボット機器は，対象疾患と障害レベル，アシスト量と時間の設定，効果の検証などがこれからの課題となっていますが，通常のリハビリテーションプログラムよりも歩行速度が向上する，設定した目標の達成が速いなどロボットを用いたプログラムの機能的利点が徐々に明らかになっています．ロボットを用いたリハビリテーションは，転倒リスクの低減やセラピストの経験に依存しない訓練を提供できる利点があります．さらに，動作全般にわたってロボットが検出する関節角度やトルク，力などの情報は客観的数値データとして利用でき，関節の到達角度や床への荷重量などの目標値を決めて，それが達成できたかどうかを逐次対象者にフィードバックするような目標値特化型の訓練も容易に実施できるようになります．

6-6-4. 介護支援・コミュニケーション支援ロボット

　介護は重労働になりがちで，介護者には大きな身体的負荷がかかります．介護支援のために介護者に装着するロボットには，HAL® 介護支援用（サイバーダイン株式会社，**図 6-26**）があります．体幹伸展筋力をアシストするので，前傾姿勢で行う介助作業での腰背部への負荷を軽減します．

　また，ロボットをコミュニケーションの対象として活用する取り組みも行われています．認知症の改善やメンタルケアを目的としたロボットとして，**図 6-27** のパロ（産業技術総合研究所）があります．このロボットはなでると反応するなどペットとの触れあいに似た精神的な癒しの効果を含んだ非言語的コミュニケーションを提供します．欧米各国では医療機器として導入され，認知症特有の症状の軽減などの効果が報告されています．また，人工知能による自然言語処理機能で対象者との簡単な会話のやり取りを自律的に行うことができる卓上型のロボットが日本だけでも数種類開発されています．たとえば，1人暮らしの高齢者がこのようなロボットとのコミュニケーションを継続して行うと脳機能の活性につながると期待されています．また，このタイプのロボットが服薬時間や通院予定などの生活管理に役立つ情報を語りかける機能や，外出のような行動情報を遠くにいる家族などに送信する見守り機能をトータルに提供するサービスがすでに実用化されています．

　ロボット技術や人工知能技術は今後急速に進歩すると予想されています．ここまでに述べたロボットを用いた事例以外にも，さまざまな形でリハビリテーションに工学技術が応用されるでしょう．その際に，リハビリテーション専門

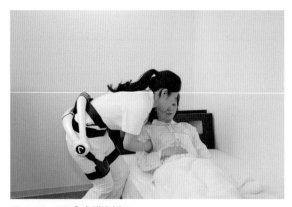

図6-26　HAL® 介護支援用
　　　　　（画像提供：サイバーダイン株式会社）

体幹伸展（実質的には股関節伸展）筋力の補助を目的としている．背部の生体電位から使用者が体幹を伸展する意図を読み取って体幹伸展筋力をアシストする．
[Prof. Sankai, University of Tsukuba/CYBERDYNE Inc.]

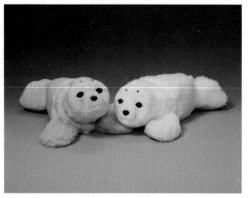

図6-27　パロ（画像提供：産業技術総合研究所）

アザラシ型の本体に多数のセンサーが内蔵され，なでると声を出したり，まるで生きているかのような反応をするなどの精神的な癒しの効果を提供する．

　職が新たな技術を上手に取り入れてより質の高いリハビリテーションを提供できるかどうかが重要な課題となっています．

栄養とリハビリテーション

7-1. 栄養とは？

　栄養とは，ヒトを含む生物が体外からなんらかの物質を取り込んで，それを原料に体をつくったり，維持したり，活動を行うためのエネルギーを産生したりする行為や現象あるいは物質です．物質としての栄養は，体外から取り入れられる物質全般を広く指していますが，より厳密には**栄養素**と呼ばれます．栄養素には**三大栄養素**（エネルギー産生栄養素）としての，タンパク質・脂質・糖質（炭水化物）のほかに，ミネラル（無機質），ビタミンも加えて五大栄養素（**図 7-1**）とも呼ばれます．栄養管理がうまくいかないと効果的なリハビリテーション医療は実施できません．栄養とリハビリテーションを考えるうえで，栄養に関する基礎知識は不可欠です．そこで，まずは五大栄養素それぞれについてみていきます．

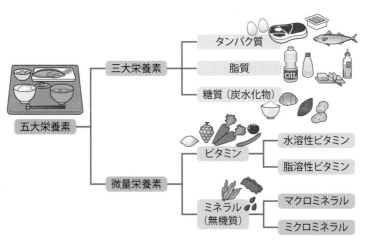

図 7-1　五大栄養素の種類

7-1-1. タンパク質

a) タンパク質とは

タンパク質は，筋肉・臓器・血液など体をつくる主材料です．ほかにも代謝調節，免疫など生体防御にも重要な栄養素です．タンパク質は，20 種類存在する L–アミノ酸が鎖状に結び付いた高分子の化合物です．

b) タンパク質の消化と吸収

　食物として体内に取り込まれたタンパク質は，胃酸やペプシン，膵液の働きで，遊離アミノ酸とオリゴペプチドに分解されます．アミノ酸には 20 種類が存在しますが，その中でも**必須アミノ酸***といわれる 9 種類のアミノ酸は体内では合成できないため，必ず食事から補わなければなりません．ほかの 11 種類のアミノ酸は，ほかのアミノ酸や中間代謝物から体内でつくることができます．こうして体内に取り込まれた，あるいは体内でつくられたアミノ酸は，改めて生命を維持するために必要なさまざまな種類のタンパク質につくりかえられます．

c) エネルギー源としてのタンパク質

　タンパク質は，体の構成成分となる以外にも，エネルギー源としても使われます．タンパク質は酸化によりエネルギーを産生します．そのエネルギー量は 4 kcal/g です．

d) タンパク質の摂取基準量

　私たちの体を維持するために最低限必要なタンパク質量は 0.65 g/kg 体重/日，**推奨摂取量**は 0.9 g/kg 体重/日とされています．つまり体重 60 kg の成人なら，タンパク質の**最低必要量**は 39 g/日，推奨摂取量は 54 g/日となります．ちなみに 100 g の食肉の中に約 20 g のタンパク質が含まれています．肉・魚以外にも乳製品・大豆製品・卵などにもタンパク質は多く含まれています．**世界保健機関（WHO）**はこのようなタンパク質から 1 日あたりの**エネルギー必要量**の 10〜15% 程度のエネルギーを摂取することが望ましいと推奨しています．これをもとに，日本人の**食事摂取基準**として産出された数字が，前述の 0.9 g/kg 体重/日ということになります．

　また筋肉のもととなるタンパク質の合成には，運動後 30 分以内に分枝鎖アミノ酸 branched–chain amino acid（BCAA）*などを摂取すると効果的であるとの報告があります．

e) タンパク質の不足によって引き起こされる病態

　タンパク質の不足で引き起こされる病態としては，**カシオコワ**（クワシオコワ）kwashiorkor が有名です．これは栄養失調の一種で，多くはアフリカなど発展途上国の小児にみられます．テレビなどで，非常にやせているにもかかわらず，おなかだけが飛び出している子供の姿を見たことがないでしょうか？　このようなるいそうと腹部の膨満がカシオコワの特徴の 1 つとされています．

●**必須アミノ酸**
ヒスチジン・イソロイシン・ロイシン・リシン・メチオニン・フェニルアラニン・トレオニン・トリプトファン・バリン

●**分枝鎖アミノ酸（BCAA）**
バリン・ロイシン・イソロイシン

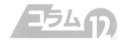

サルコペニアとフレイル

　カシオコワのほかにも栄養失調としては，**マラスムス** marasmus も有名ですが，これはタンパク質不足のみならず，全般的な栄養不足でみられる病態です．また，私たちの身近にみられる栄養失調の一種としては，**サルコペニア**があります．サルコペニアとは，ギリシャ語で筋肉を表す「サルコ」と，喪失を表す「ペニア」を組み合わせた用語で，筋肉量の減少によって，筋力を含む身体機能が低下している状態を指します．サルコペニアの原因はさまざまですが，栄養不足も大きな要因の１つです．栄養不足の原因としては，常に摂食嚥下障害を意識しておく必要があります．摂食嚥下障害については次項でくわしく説明します．サルコペニアはリハビリテーションの阻害因子となりますから，タンパク質を含む十分な栄養摂取と運動によって予防することが重要です．

　ほかにも，**フレイル**という病態の理解も重要です．フレイルとは「虚弱」のことであり，要介護状態に陥る一歩手前の状態とされています．サルコペニアが筋肉量の減少に焦点をあてているのに対し，フレイルはもっと広い概念であるともいえます．つまりサルコペニアもフレイルの一因であるといえます．

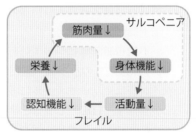

f) タンパク質の過剰によって引き起こされる病態

　最近は，タンパク質の過剰摂取についても注意が必要とされています．タンパク質摂取量は年齢にかかわらず 2.0 g/kg 体重/日未満にとどめるのが適当とされています．

　必要以上に摂りすぎると，余分を体外に排出するために腎臓に負担がかかり，腎不全を引き起こす原因となります．

7-1-2. 脂質

a) 脂質とその働き

　脂質とは，水には溶けませんが有機溶媒には溶ける物質の総称です．脂質からは非常に高いエネルギーを得ることができます．またエネルギー源としてだけではなく，細胞膜・核膜を構成したり，皮下脂肪として臓器を保護したり，体を寒冷から守ったりする働きもあります．また，脂溶性ビタミンの吸収を促すなどの役割も担っています．

b) 脂質の吸収

　食物中の脂質の主成分であり，エネルギーとして利用されるのは，主に**中性**

脂肪（トリアシルグリセロール）です．脂質からは9kcal/gのエネルギーを産生できます．中性脂肪は，小腸から吸収されたあと，水溶性タンパク質と結合して体内各部に運ばれます．小腸での吸収の際には，脂溶性ビタミンの吸収を助ける働きもあります．

c）脂質の種類

脂質の構成要素として重要なものが脂肪酸です．脂肪酸の種類と血中脂質との関係を**表7-1**にまとめています．脂肪酸は，炭素（C）と水素（H）が1本の鎖状に結合した炭化水素鎖の末端にカルボキシル基（-COOH）が結合した構造となっています．炭化水素鎖の長さや，二重結合の有無などによって多くの脂肪酸が存在します．また，どんな脂肪酸が含まれるのかによって脂質の性質も変わります．ちなみに，二重結合がないものを**飽和脂肪酸**，二重結合があるものを**不飽和脂肪酸**といいます．

①飽和脂肪酸

飽和脂肪酸は動物性脂肪に多く含まれます．一般的に体にわるいイメージが強い飽和脂肪酸ですが，健康を保つうえでは重要な役割を果たしています．過剰摂取は悪玉コレステロール（LDL）を増加させ動脈硬化の原因となりますが，摂取不足によっても脳出血の罹患率上昇の可能性が指摘されています．

②不飽和脂肪酸

不飽和脂肪酸については，二重結合が1つだけのものを一価不飽和脂肪酸，2つ以上のものを多価不飽和脂肪酸といいます．**一価不飽和脂肪酸**であるオレイン酸はオリーブオイルに多く含まれます．一価不飽和脂肪酸は，悪玉コレステロール（**LDL**）を増加させないこと，善玉コレステロール（**HDL**）を減少させないこと，抗酸化作用を有することから健康的といったイメージをもたれていますが，過剰摂取は心筋梗塞などの冠動脈疾患のリスクを高める可能性が指摘されています．**多価不飽和脂肪酸**である**n-6系脂肪酸**には，リノール酸・γ-リノレン酸などがあります．n-6系脂肪酸はコレステロール低下作用が強いですが，このうちリノール酸は大量摂取によって，善玉コレステロール低

表7-1　脂肪酸の種類と血中脂質への影響（厚生労働省）

脂肪酸の種類		主に含まれる食品	血中脂質への影響
飽和脂肪酸	ラウリン酸 ミリスチン酸 パルミチン酸	肉の脂身 バター ラード	体内でアセチルCoAからも合成される． 血中総コレステロールまたはLDLコレステロール値と正相関し，多量摂取は血中LDLコレステロールを増加させる．
一価不飽和脂肪酸（MUFA）	オレイン酸	オリーブ油	飽和脂肪酸をMUFAに置き換えると，血中LDLコレステロールの低下が期待できる．HDLコレステロールは低下させない．
多価不飽和脂肪酸（PUFA）	n-6系　リノール酸	食用調理油	必須脂肪酸である． 血中LDLコレステロールを低下させる．
	n-6系　アラキドン酸	魚	多量摂取はHDLコレステロールの低下，体内のEPA，DHAの生成に競合する．炎症を惹起するプロスタグランジンやロイコトリエンを生成する．酸化されやすい．
	n-3系　EPA DHA	青魚	中性脂肪を低下させる． 抗血栓作用により高脂血症，高血圧，脳卒中，心疾患の予防が期待される．
	n-3系　α-リノレン酸	食用調理油	

MUFA：mono-unsaturated fatty acid, PUFA：poly-unsaturated fatty acid

下・代謝産物によるがんリスク増加の可能性が指摘されています．しかし必須脂肪酸であり，摂取不足で皮膚障害を生じることなどが知られており，やはり適正量の摂取は必要と考えられます．**n−3系脂肪酸**としては，α-リノレン酸やドコサヘキサエン酸 docosahexaenoic acid（**DHA**）/エイコサペンタエン酸 eicosapentaenoic acid（**EPA**）がよく知られています．亜麻仁油やえごま油などにはα-リノレン酸が多く含まれており，動脈硬化予防・免疫機能の改善・制がん作用など，摂取によるメリットが知られています．DHA については，摂取すると頭がよくなると話題になった時期がありましたが，DHA 不足が記憶力低下の一因となるだけであって，大量に摂取したからといって記憶力が向上するといった根拠はありません．人体内で合成できないため食物から摂取する必要のある脂肪酸を**必須脂肪酸**といいますが，上述の脂肪酸の中で，リノール酸，リノレン酸などがこれに該当します．また DHA，EPA についても，α-リノレン酸の代謝によって体内で合成されることがわかっていますが量的には不十分であるため，これらも必須脂肪酸に含まれます．

d）脂質の不足や過剰によって引き起こされる病態

　脂質の不足は，エネルギー不足を招く可能性があります．同時に**脂溶性ビタミン**（ビタミン A・D・E・K）の不足を招く可能性もあります．とくに高齢者や消耗性疾患患者などにおいては注意が必要です．

　一方，脂質の過剰摂取は，過剰なカロリー摂取によって肥満の原因となります．肥満の背後には，高血圧・脂質異常症・耐糖能異常や，その結果としての動脈硬化が存在し，脳梗塞・心筋梗塞などの危険因子となります．

7-1-3. 炭水化物（糖質）

a）炭水化物（糖質）とは

　一般に炭水化物は，糖質と食物繊維（**表 7-2**）をあわせた総称とされています．炭水化物のうち，消化酵素では分解できずエネルギー源にはなりにくい食物繊維を除いたものが糖質と呼ばれています．三大栄養素の 1 つとして炭水化物という用語を用いるときは，主に糖質を指していると考えてよいでしょう．

b）糖質の働き

　糖質の働きとしては大きく 3 つあげられます．①エネルギー源，②血糖値の維持，③組織での糖の利用の 3 つです．

①エネルギー源

　糖質は体内で 4 kcal/g のエネルギー源となります．ヒトが 1 日あたりに炭水化物から摂取するエネルギーは，総エネルギー必要量の 50〜70% 程度とされています．これは，タンパク質・脂質の推奨/目標摂取量から得られるカロリーを総エネルギー必要量から引くと求められるものです．つまり，私たちの活動に必要な総エネルギー必要量のうち，過不足なく必要なタンパク質・脂質を摂った残りを，糖質の摂取で補いましょうという考えかたです．糖質は必要カロリーの調整弁の役割を果たしているといえます．

②血糖値の維持

　血糖値は文字どおり血中の糖分の値です．通常，空腹時は 99 mg/dL 以下で，

表7-2　食物繊維の種類（厚生労働省）

溶性	成分	主な含有食品
不溶性食物繊維	セルロース	植物性食品
	ヘミセルロース	植物性食品
	プロトペクチン	未熟果実，野菜
	リグニン	植物性食品
	キチン	カニやエビなどの外皮，キノコ類
	イヌリン	ニンジン，ゴボウ
水溶性食物繊維	ペクチン	果実・野菜
	β-グルカン	大麦，オーツ麦
	グアガム	グアマメ
	コンニャクマンナン	コンニャク
	アルギン酸ナトリウム	コンブ
	寒天	紅藻類
	カラギーナン	紅藻類
	キサンタンガム	増粘剤

食後には一時的に120～130 mg/dLまで上昇しますが，2時間もすれば空腹時のレベルに戻ります．血糖値はこのような恒常性をもってコントロールされていますが，定められた血糖値の範囲を超えて高値を示す状態が**高血糖**といわれる状態であり，一定の基準を超える高血糖がみられる状態を糖尿病といいます．逆に血糖値が低い状態を**低血糖**といいます．重度の低血糖では，錯乱・けいれん発作・昏睡などの症状がみられます．

③組織での糖の利用

　脳・神経組織・赤血球・腎尿細管・精巣・酸素不足の骨格筋などは，通常はブドウ糖しかエネルギー源として利用できません．このような組織にブドウ糖を供給することも糖質の役割です．中でも脳は体重の2％程度の重量にしかすぎませんが，その個体の基礎代謝量の約20％を消費するエネルギーの大消費部位です．たとえば個体の基礎代謝量が1,500 kcal/日であれば，脳以外のブドウ糖必要部位での利用もあわせると，ブドウ糖の必要量は少なくとも100 g/日と推定されます．

c) 糖質の不足や過剰によって引き起こされる病態

　糖質の過剰摂取は糖尿病発症あるいは増悪の原因となります．過剰摂取した分は，脂肪として蓄積されますので，肥満の原因となります．また過度なダイエットや絶食による糖質不足（ほかにも血糖降下剤の使用・特定の胃の術後など）では低血糖に注意が必要です．

7-1-4.　ミネラル（無機質）

　ミネラルとは，生体の構成成分のうち，酸素（O）・炭素（C）・水素（H）・窒素（N）を除く元素の総称で，土や石などに含まれる無機質成分のうち，人体の維持に必要なものを指します．**マクロミネラル**と**ミクロミネラル**に分類されます．体の中でつくることができないので，食品から摂らなければなりません．体をつくる材料あるいは体の機能を調整する役割があります（**表7-3**）．

表7-3　ミネラルの一般的機能（厚生労働省）

機能による分類	働き	関与するミネラルあるいは関連物質
生体組織の構成成分	骨や歯などの構成成分	カルシウム，リン，マグネシウムなど
	生体内の有機化合物の構成成分	リン脂質，ヘモグロビンの鉄，含硫アミノ酸の硫黄など
生体機能の調節	体液の恒常性の維持（pHや浸透圧の調節）	カリウム，ナトリウム，カルシウム，マグネシウム，リンなど
	筋肉の収縮，神経の興奮性の調節	カリウム，ナトリウム，カルシウム，マグネシウムなど
	酵素の活性化作用	マグネシウム，鉄，銅，亜鉛，セレン，マンガンなど
	生理活性物質の構成成分	鉄，ヨウ素，亜鉛，モリブデンなど

7-1-5. ビタミン

　ビタミンとは，「微量で生命維持を支配する不可欠な有機物であり，体内でほとんど合成されないか，合成されても必要量に満たないために必ず外界から摂取しなくてはならない栄養素」（厚生労働省）と定義されています．ビタミンは水溶性と脂溶性に分類されます．それぞれのビタミンの特徴は**表7-4**のとおりです．

7-1-6. リハビリテーションと栄養

　患者さんの個々の目標達成に向けた適切なリハビリテーション医療の遂行が求められますが，リハビリテーションを実施できる体づくりは，そのもっとも根幹をなす部分だともいえます．体づくりの基礎となる栄養摂取の基本は食事ということになります．ゆえに，患者さんの年齢・活動状況・疾患などを総合的に判断して，前述した五大栄養素や水分を十分に摂取できるように配慮することが必要です．このようにリハビリテーションと食事・栄養摂取は切り離せない関係にあることは十分理解しておかなければなりません（**エッセンス7-1**）．

エッセンス 7-1

先生，必要なカロリーを摂れない患者さんには，運動療法は中止するべきでしょうか？

リハビリテーション医療には，栄養管理が大切であることをお話ししました．しかし，必要カロリーが摂取できないから，運動療法を中止するといった極端な考えをもってはいけません．本来，活動を促すための栄養管理が，活動を制限することになっては本末転倒だよね．栄養と運動は両者のバランスで成り立っていて，両者の舵取りをうまく行っていくことが大事だね

表7-4 ビタミンの種類と化学名・主な作用・そのビタミンを多く含む食品・欠乏症（厚生労働省）

	ビタミン名	化学名	主な作用	多く含む食品	欠乏症
水溶性ビタミン	ビタミンB₁	チアミン	糖質代謝の補酵素に変換される	胚芽（米，小麦），ごま，落花生，のり，酵母，レバーなどの臓器，豚肉など	脚気，ウェルニッケ脳症
	ビタミンB₂	リボフラビン	糖質代謝と脂質代謝の補酵素に変換される	レバー，乳，卵，肉，魚，胚芽，アーモンド，酵母，のり，乾椎茸，果物など	口角炎，舌炎，角膜炎
	ナイアシン	ニコチン酸 ニコチン酸アミド	NAD，NADPとして糖質代謝，脂質代謝，アミノ酸代謝の酸化還元反応の補酵素	かつお節，魚，乾椎茸，レバー，肉，酵母など	ペラグラ
	ビタミンB₆	ピリドキシン ピリドキサル ピリドキサミン	アミノ酸代謝と神経伝達物質生成の補酵素に変換される	ひらめ，いわしなどの魚，レバー，肉，クルミなど	皮膚炎
	ビタミンB₁₂	コバラミン	アミノ酸代謝と脂質代謝の補酵素に変換される．葉酸代謝の補酵素	にしん，さばなどの魚，レバー，肉，かきなど	菜食主義者の巨赤芽球性貧血，胃切除後の悪性貧血
	ビタミンC	アスコルビン酸	抗酸化作用，コラーゲン合成の酵素の補助因子，腸管からの鉄の吸収促進	新鮮な野菜や果物など	壊血病
	葉酸	—	アミノ酸代謝と核酸代謝の補酵素に変換される	レバー，新鮮な緑黄色野菜，豆類など	巨赤芽球性貧血 妊娠期で胎児の神経管閉鎖障害
	パントテン酸	—	コエンザイムAの構成成分となり，糖質代謝と脂質代謝の補酵素に変換される	レバー，そら豆，落花生，さけ，卵など	通常の食生活では欠乏症は起こらない
	ビオチン	—	脱炭酸酵素の補酵素となり，炭酸固定反応に必須．糖新生，脂肪酸合成，アミノ酸代謝に関与する	レバー，卵黄，えんどう，かき，にしん，ひらめなど	通常の食生活では欠乏症は起こらない
脂溶性ビタミン	ビタミンA	レチノール	明暗順応，視覚作用，成長促進	うなぎ，レバー，卵黄，バター，カロテンでの摂取では緑黄色野菜	夜盲症，角膜軟化症，眼球乾燥症
	ビタミンD	コレカルシフェロール エルゴカルシフェロール	骨形成，カルシウムの恒常性の維持	魚，きのこ類，酵母など	くる病，骨軟化症，テタニー
	ビタミンE	トコフェロール	抗酸化作用	小麦胚芽，大豆油，糠油，綿実油など	動物の不妊症
	ビタミンK	フィロキノン	止血，血液凝固	カリフラワー，ほうれん草，トマト，イチゴ，納豆，海藻など	出血傾向，血液凝固低下

コラム**13**

栄養素のまとめ

　ここまで，リハビリテーションを行うための体づくりに必要な栄養素についてみてきました．五大栄養素のどれが欠けても私たちの体はうまく機能しません．世の大半の事象に共通していえることですが，やはりバランスが大事だといえるでしょう．厚生労働省・農林水産省からは「食事バランスガイド」が発行されています．これを参照して，自身の日々の栄養を見直してみるのもよいかもしれません．患者さんの健康を守るためには，まず治療者自身が健康でなくてはなりません．巷には栄養にまつわるさまざまな話題が飛び交っています．中には根拠のない情報も多く含まれています．みなさん，理学療法士・作業療法士・言語聴覚士を目指す，つまり科学者の卵ですので，安易に噂を信じることなく，常に事の真偽や根拠を確かめる姿勢を持ち続けてください．

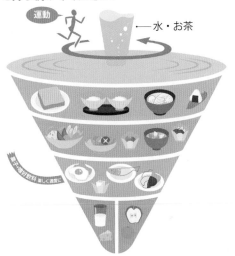

食事バランスガイド（厚生労働省・農林水産省）
健康な人を対象に，1日に「なにを」「どれだけ」食べたらよいかを考える際の参考として策定された．全体がコマの形をしており，バランスのよい食生活と運動をすることを推奨している．

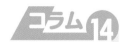

NST とは

NST は，nutrition support team の略で，日本語訳すると栄養サポートチームということになります．NST は，医師，看護師，薬剤師，管理栄養士，臨床検査技師，理学療法士，作業療法士，言語聴覚士など多職種が参加するチームです．個々の患者さんについて，多職種の目で見て意見を出し合うことで，よりよい栄養管理につなげることが目的です．リハビリテーション医療の遂行には適切な栄養管理が欠かせません．理学療法士・作業療法士・言語聴覚士を目指すみなさんも，いずれ NST 活動にかかわるかもしれません．NST についてよく知っておいてください．

7-2. 食べること，摂食嚥下について

7-2-1. 摂食嚥下と摂食嚥下障害

　私たちは，日々の生活の中で，前述したさまざまな栄養素を体内に取り込み，体の恒常性を維持しています．栄養を取り込むための活動が食事であり，栄養は点滴や胃瘻など特殊な状態を除いて，口から摂取されます．食物を認知し，口から取り込み，飲み下す，一連の動作のことを**摂食嚥下**といいます．

　摂食嚥下は生きていくうえで欠かせない必須の行為です（**図 7-2**）．そのような大事な行為を，私たちは普段から特別意識することなく当たり前のように行っています．これは私たちに備わった嚥下の central pattern generator（CPG：脳内で自動化されたプログラム）が働いて，非常に複雑な飲み込みの動作を自動的に処理してくれているからです．しかしこの高度にプログラムされた摂食嚥下のメカニズムは，高度であるがゆえにもろく破綻してしまいます．脳卒中

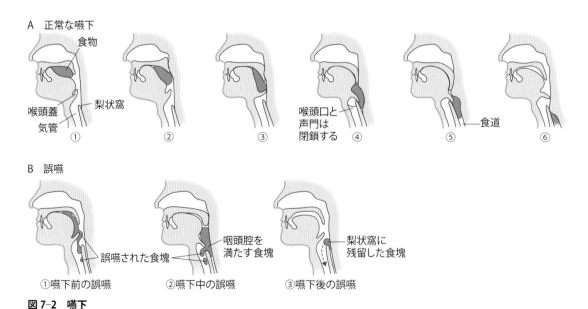

図 7-2　嚥下

やがんなどの疾患が原因でうまく食べたり飲んだりができなくなることは決してめずらしいことではありません．このようにうまく摂食嚥下ができなくなった状態を**摂食嚥下障害**といいます．

　摂食嚥下障害の主な所見には**誤嚥**と**喉頭侵入**という病態がありますが，誤嚥は，食物や唾液が，声帯を超えて本来は入るはずのない気管内まで進入すること，対して喉頭侵入は，声帯は超えず，誤嚥の1歩手前の状態を指します．ヒトの気道（気管〜肺）は，通常無菌状態に保たれています．そこに細菌が多く含まれた食物や唾液が流入することで，**誤嚥性肺炎**（食物や唾液などの異物が誤って肺に入ることで生じる肺炎）の原因となります．もちろん誤嚥したからといって必ず肺炎を発症するわけではありませんが，繰り返す誤嚥は誤嚥性肺炎を引き起こす重大な危険因子となります．

7-2-2. 摂食嚥下障害のリハビリテーションとは？

　摂食嚥下障害となった患者さんには，どのように対応すればよいのでしょうか？　安全に食べられないなら絶食にすべきなのでしょうか？　それとも，誤嚥には目をつぶって普段どおりの食事をすすめるべきなのでしょうか？　患者さんの背景は十人十色です．ですので，この問いに対する唯一無二の正答はないと考えられます．本当に食べたいのか？　本当に食べられないのか？　工夫次第でなんとかならないのか？　家族の思いは？　全身状態は？　病態は？　予後は？　…などなど，摂食嚥下リハビリテーションの方針決定には，多岐にわたる情報を総合しての判断が必要です．ともすればリハビリテーション専門職は，狭義の嚥下機能の回復のみに気を取られがちですが，摂食嚥下リハビリテーションとは，このように包括的・総合的なアプローチを指す用語なのです．

　摂食嚥下に関して，適切な評価のもと適切なゴールを設定し，その達成に向けリハビリテーション医療を行うこと，つまり個々の患者さんごとに異なる個別の目標に到達するための一連のチーム医療が，本当の意味での摂食嚥下リハビリテーションだといえます．

7-2-3. 摂食嚥下障害者に対する工夫とは？

　摂食嚥下障害者に対する摂食の具体的工夫としては，摂食内容，摂食姿勢，摂食方法の3つが代表的です．これらを組み合わせて摂食嚥下機能低下の代償を試みます．

　まず**摂食内容**ですが，歯牙欠損のため食物が噛み砕けない患者さんには，刻み食やペースト食が望ましいでしょう．また口の中で食物がうまくまとめられない患者さんには，口腔内でばらけずにまとまりのよい食形態にします．また飲み込みのタイミングが遅れがちな患者さんには，ペースト食や液体にとろみをつけるとよいでしょう．

　次に**摂食姿勢**ですが，一般的に座位よりも体幹を後方に倒した**リクライニング位**のほうが誤嚥は減るとされています．また頚部も軽度屈曲位にすると，嚥下反射を誘発しやすくかつ食道入口部の通過がしやすくなり，誤嚥しにくくなります．

　食道の入口部は左右に分かれており，それぞれ左右の梨状窩というくぼみを形成しています．食物はこの梨状窩を通って食道に入っていきます．また，さまざまな原因で，食道入口部の通過状態に左右差がみられることがあります．そのような場合には，頚部の回旋が有効な場合があります．**図7-3**のように麻痺した側に頚部を回旋すると回旋した側の食道入口部は閉鎖されます．正常に機能している側の食道入口部のみを使用するためのテクニックが頚部回旋法です．どのような姿勢の組み合わせがよいかは，個々の患者さんごとに違うため，座面角度などを変えられるVFいす（**図7-4**）を用いたVF*で評価することが望ましいとされています．

●**VF**
嚥下造影検査.
VF：videofluoroscopic examination of swallowing

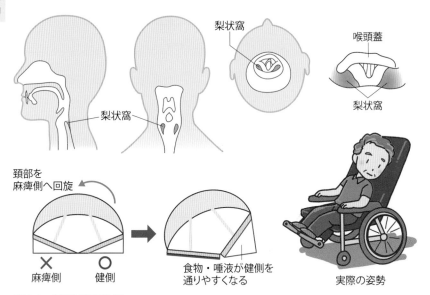

図7-3　頚部回旋の効果

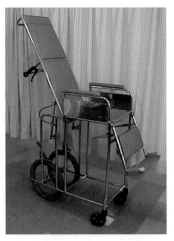

図7-4　VFいす
VFのための専用いす．背面角度などを変えることができる．

　最後に**摂食方法**ですが，咽頭残留物が多い場合には，複数回嚥下（一口の摂食に対し複数回の嚥下つまり2〜3回の空嚥下を行う）や，ゼリーなどとの交互嚥下（ゼリーなどは粘膜への付着性が低く咽頭残留物を一緒に流す効果が期待できる）がよく実施されます．

7-3. 消化・吸収

　消化とは，ヒトを含む生物が口から取り込んだ栄養などの物質を，さまざまな手段で分解処理して利用可能な栄養素にする過程のことです．食物を吸収できる栄養素にまで分解する手段のことであると理解しておいてください．また吸収とは，消化された栄養素を小腸や大腸を通じて体内に取り込む過程を指します．ここではリハビリテーション医療の現場で多くみられる経管栄養患者の消化・吸収について考えてみます．

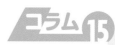

経管栄養の種類

　一言で経管栄養といってもさまざまな方法があります．以下に主なものを概説します．

①持続的経鼻経管栄養法 continuous nasogastric intubation（**CNG**）
　常時鼻から通したチューブを通して，経腸栄養剤を投与する方法です．短期間の使用は有益ですが，長期になるとさまざまな悪影響が出ます．

②間欠的経管栄養法 intermittent catheterization（**IC**）
　チューブを口または鼻から間欠的に挿入し経腸栄養剤を投与する方法です．ICのうち口からチューブを食道下部（または胃）にいれて経腸栄養剤を注入する方法を，間欠的経口経管栄養法 intermittent or catheterization（IOC）といいます．間欠的口腔食道経管栄養法 intermittent oro esophageal tube feeding（OE）といわれる方法もほぼIOCと同義となります．この方法は，必要時のみに間欠的にチューブを挿入するため，CNGより長期的に使用しても患者さんへの悪影響が少ない方法とされています．しかし，気管への誤挿入には最大限注意をはらう必要があります．

③経皮内視鏡的胃瘻造設術 percutaneous endoscopic gastrostomy（**PEG**）
　内視鏡を使って腹部に胃瘻と呼ばれる経腸栄養剤や水などの注入口を造る手術のことです．前述の2つの方法に比べ，患者さんの苦痛や介護者の負担が少なく，また鼻・口腔・咽頭・食道などにチューブがないため，チューブによる有害事象が生じないうえに，経口摂取を獲得するためのリハビリテーションが行いやすいというメリットがあります．終末期の患者さんのための医療であるとの誤ったイメージをもたれることもありますが，決してそうではありません．

7-3-1. 経管栄養患者における消化・吸収

　通常私たちは，口から食べた食物を消化・吸収していますが，経管栄養の場合の消化・吸収は，口から食べる場合と差はないのでしょうか？　通常の摂食

嚥下では，食物が咽頭・食道を通ることで孤束核・迷走神経背側核を介して胃の受け入れ弛緩（**図7-5**）が起こります．しかし胃内に栄養剤が直接注入される経管栄養では，この受け入れ弛緩が起こらず，うまく消化機能が発揮できなくなります．また胃は食物による胃壁の伸展の刺激で，ガストリン・胃液を分泌し，また蠕動運動が起こるしくみのため，経管栄養によるゆっくりとした注入は，律動的収縮にとってはマイナスに作用します．つまり胃が膨らまないので蠕動運動が起こらず，結果として下痢を起こしやすくなったり，胃食道逆流の原因となり得ることを知っておく必要があります（**図7-6**）．

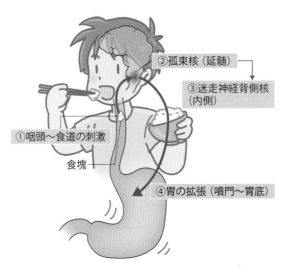

図7-5　胃の受け入れ弛緩

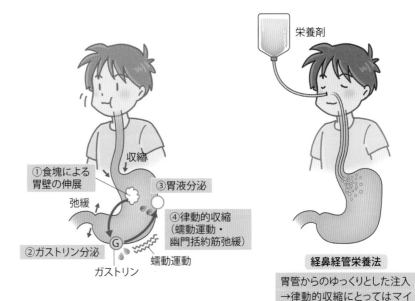

図7-6　胃の律動的収縮（胃体上部〜幽門）

練習問題

1. 唾液によって分解されるのは次のうちどれでしょう.

①脂質
②タンパク質
③ブドウ糖
④デンプン
⑤セルロース

解説　④
①：×. 脂質を分解するのは，胃・膵・腸のリパーゼです.
②：×. タンパク質は胃のペプシンによって分解されます.
③：×. デンプンが唾液で分解されマルトースとなり，そのマルトースが腸のマルターゼによって分解され最終的にブドウ糖となります.
④：○. ③のとおり唾液はデンプンをマルトースに分解します.
⑤：×. セルロースは食物繊維のため人体内で分解されません.

2. 用語の解釈のうち正しいのは次のうちどれでしょう.

①「嚥下」には捕食の動作は含まない
②「誤飲」とは液体の誤嚥のことである
③「喉頭侵入」と「誤嚥」は同義である
④「摂食嚥下障害」を省略して「摂食障害」という
⑤「不顕性誤嚥」とは嚥下反射のみられない誤嚥のことをいう

解説　①
①：○. 「摂食」に捕食は含まれますが，「嚥下」には含まれません.
②：×. 食べてはいけないものを飲み込むことを「誤飲」といいます.
③：×. 誤って気道内に流入した唾液や食物が，声帯を超えれば「誤嚥」，超えなければ「喉頭侵入」といいます.
④：×. 「摂食嚥下障害」の省略形は「嚥下障害」です.
⑤：×. 「不顕性誤嚥」とは，ムセなどの誤嚥徴候のみられない誤嚥のことです.

3. 脳卒中に起因する摂食嚥下障害への対応で正しいのは次のうちどれでしょう.

①液体のとろみは強いほどよい
②PEG 造設後には摂食嚥下訓練を中止する
③CNG の長期使用が望ましい
④左片麻痺患者に対しては頚部を左回旋させる
⑤認知症患者においては訓練効果が期待できないため，早期に経管栄養のみとする

解説　④
①：×. 適切なとろみは患者ごとに違います. 一概にとろみが強いほどよいとはいえません.
②：×. リハビリテーション医療においては多くの場合，摂食嚥下訓練を行うための PEG 造設といっても過言ではありません.
③：×. 長期使用には，潰瘍の原因となる，嚥下訓練の支障となるなど多くの弊害があります.
④：○. 頚部回旋は，患側向きが原則です. つまり左片麻痺患者においては左回旋させるべきです.
⑤：×. 認知症の種類や程度によって対応は変える必要があります. 認知症だからといって必ずしも即経管栄養となるわけではありません.

索　引

はじめての講義
リハビリテーション概論のいろは

2022年3月10日　発行

編集者 川手信行
発行者 小立健太
発行所 株式会社 南 江 堂
〒113-8410 東京都文京区本郷三丁目 42 番 6 号
☎（出版）03-3811-7236　（営業）03-3811-7239
ホームページ https://www.nankodo.co.jp/
印刷・製本 三報社印刷
装丁　渡邊真介

Textbook for Beginners of Rehabilitation Introduction
ⒸNankodo Co., Ltd., 2022

リハビリテーションを学ぶ医療系学生のための
臨床医学系科目の新しい教科書シリーズ！

"はじめての講義"

ポイント① 楽しく読める！

豊富な写真・図表・コラムはもちろんのこと、読者にやさしく語りかける文章
で苦手意識をもたずに勉強できる。楽しく読みながら基本が身につき、講義用
教科書としても自習用教材としても最適。

ポイント② 執筆陣は少数精鋭！

教育 / 臨床の第一線で活躍する執筆者が講義のノウハウを思いきり盛り込んで
書いた初学者向け教科書の決定版。

ポイント③ 国家試験にも充分に対応！

各種国家試験で臨床画像の出題が増加している傾向を踏まえ、臨床写真を多数
掲載。国家試験を意識した練習問題も随所に掲載して知識の確認をしながら読
み進められる構成。

シリーズ既刊

リハビリテーションのための整形外科学の歩き方
監修 田中 栄　　**著** 仲村一郎

リハビリテーションのための神経内科学の学び方
著 今井富裕

リハビリテーションのための臨床心理学
著 牧瀬英幹

リハビリテーション概論のいろは
編集 川手信行

以下続刊予定　**精神医学**

※掲載している情報は 2022 年 1 月時点での情報です。最新の情報は南江堂 Web ページをご確認ください。

 南江堂　〒 113-8410 東京都文京区本郷三丁目 42-6 （営業）TEL 03-3811-7239　FAX 03-3811-7230

2022012717